DES

EXOSTOSES

CHEZ

LES ADOLESCENTS

PAR

Barthélemy METTAS

DOCTEUR EN MÉDECINE DE LA FACULTÉ DE PARIS

PARIS

ALPHONSE DERENNE

52, Boulevard Saint-Michel, 52

1881

EXOSTOSES

CHEZ

LES ADOLESCENTS

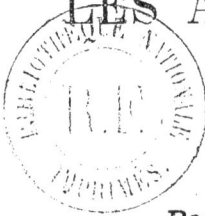

PAR

Barthélemy METTAS

DOCTEUR EN MÉDECINE DE LA FACULTÉ DE PARIS

PARIS

ALPHONSE DERENNE

52, Boulevard Saint-Michel, 52

1881

A LA MÉMOIRE DE MES GRANDS-PÈRES

ET DE MA GRAND'MÈRE MATERNELLE

A MON PÈRE ET A MA MÈRE

Faible témoignage de la plus vive affection et de la plus grande reconnaissance.

A MON FRÈRE

Élève à l'École Polytechnique

Mon meilleur ami.

A MES PARENTS

A MES AMIS

A MES MAITRES DANS LES HOPITAUX

DES EXOSTOSES

CHEZ LES ADOLESCENTS

INTRODUCTION

Nous suivions assidûment les visites et nous assistions aux excellentes leçons cliniques de M. le professeur Richet, lorsqu'un jeune homme entra dans le courant de mai, salle Saint-Landry, pour une tumeur siégeant à la partie inférieure et interne de la cuisse. Notre savant maître ne manqua point d'attirer notre attention sur cette tumeur osseuse. Nous nous trouvions en présence d'une exostose de développement, appelée encore ostéogénique par Soulier.

Bien que ces tumeurs ne soient point rares, elles ne se présentent pas tous les jours à l'observation et méritent par cela même une étude assez sérieuse, d'autant plus qu'il existe des cas où ces tumeurs déterminent des symptômes de compression assez intenses pour abolir les fonctions de la partie malade.

C'est là un fait sur lequel insistait avec soin M. le professeur Richet.

Ces tumeurs, nous disait le savant professeur, restent

Mettas   2

souvent indolentes à tel point que quelques chirurgiens donnent le conseil de toujours les respecter. Cependant, nous ne partageons point complètement leur manière de voir. Il est en effet des cas dans lesquels on voit la tumeur développer des symptômes assez intenses, pour que son ablation devienne nécessaire.

Le plus souvent l'opération est suivie de succès. La plaie peut suppurer durant un temps assez long ; mais toujours M. Richet a enregistré des guérisons lorsqu'il a pratiqué l'ablation de ces tumeurs, opération d'une innocuité relative.

Des exostoses chez les adolescents, tel est le titre que nous avons donné à notre thèse. Nous avons donc été conduit à parler de toutes les exostoses qui peuvent survenir durant l'adolescence, c'est-à-dire avant que le développement du squelette soit complet. Aussi, avons-nous successivement considéré les exostoses sur les os longs, sur les os courts et sur les os plats.

Dans plusieurs circonstances, M. le professeur Richet a indiqué les relations étroites qui existent entre les exostoses des os longs et l'exostose sous-unguéale.

Dolbeau professait à peu près la même opinion, et voici ce qu'il disait à ce sujet : « Je dois mentionner en passant une classe d'exostoses qui se montrent dans la jeunesse et avant l'évolution complète du tissu osseux. Ces tumeurs apparaissent sans aucune cause extérieure ; ce sont les exostoses dites épiphysaires en raison de leur siége près de l'extrémité des os longs. M. Chassaignac désigne encore ces productions du tissu osseux sous le nom d'ostéophytes, pour indiquer qu'elles semblent être une sorte de bourgeonnement de l'os. Ces exostoses sont réellement spontanées et semblent avoir avec l'exostose sous-unguéale une certaine analogie. De part et d'autre, la production anormale est formée de tissu compacte et de tissu spongieux ; elle a son point de départ dans le tissu osseux lui-même et non dans le périoste ; enfin, elle siège sur l'extrémité des os. »

Nous nous sommes attaché dans notre travail à donner une idée aussi exacte que possible des exostoses, en nous fondant sur les divers travaux publiés jusqu'à ce jour. Nous avons cherché ensuite à indiquer les sources où il faudrait puiser pour l'étude complète de ces tumeurs. Nous avons traité de l'étiologie, de la fréquence, du siége de prédilec-tion de ces productions osseuses ; nous avons longuement étudié le mode de développement de l'exostose, les tissus aux dépent desquels elle se développe de préférence, son mode d'accroissement. La symptomatologie, le pronostic, le diagnostic de la maladie ont été l'objet de chapitres spé-ciaux. Nous nous sommes beaucoup étendu sur les divers modes de traitement de l'affection. Enfin, les observations d'exostoses qui nous ont paru surtout intéressantes se trou-vent publiées à la fin de notre travail. Quelques lignes de conclusions terminent notre thèse.

Qu'il nous soit permis ici d'adresser tous nos remercie-ments à notre président de thèse, M. le professeur Richet, pour la bienveillance qu'il nous a toujours témoignée.

HISTORIQUE

Ce n'est que vers 1835 que les exostoses ont été bien décrites. Cependant Galien et les anciens auteurs s'étaient occupés de la question qui nous occupe ; mais ils les confondaient avec un grand nombre de tumeurs osseuses très différentes les unes des autres. Ribell lui-même (thèse inaugurale 1823) n'est pas très précis dans la description qu'il donne de ces tumeurs. Dupuytren (exost. de la face sup. leçons orales de clin. chir., tome III, 1835) est le premier qui ait donné une description exacte des exostoses sous-unguéales. A partir de cette époque, de grands progrès se réalisent grâce aux travaux de l'anatomie pathologique.

Roux (Mém. sur les exostoses et les opér. *in revue médico-chir.* 1847) sépare des exostoses les saillies apophysaires multiples c'est-à-dire les exostoses ostéogéniques multiples. Mais la description qu'il donne des tumeurs osseuses isolées auxquelles il veut qu'on réserve le nom d'exostoses s'applique très bien aux exostoses ostéogéniques.

Roux s'exprime ainsi :

« On peut les observer sur des sujets adultes, mais ces sujets en étaient déjà affectés dans leur jeunesse ; c'est le plus souvent au début de la vie qu'elles se montrent. Parvenues à une certaine grosseur, elles restent stationnaires. Roux insiste sur leur forme pédiculée. »

Abernethy les connaissait aussi, car il a rapporté une

observation d'un jeune garçon du comté de Cornwal
chez lequel le moindre coup déterminait une exostose.

Nélaton (Path. ex. 1847. T. II) en donne une définition à laquelle il est inutile de rien changer :

On ne doit décrire sous le nom d'exostoses, dit Nélaton,
que les tumeurs formées par l'expansion anormale et par-
tielle du tissu osseux, ou par la disposition de couches
minces sur quelque point bien circonscrit de sa surface.

Ce chirurgien les divise en deux classes : les exostoses
osseuses, et ostéo-cartilagineuses.

Ducrest (Recherches sur une production osseuse chez les
femmes mortes en couches) et Moreau (*Bulletin de la Soc.
anat.*) parlent d'ostéophytes que l'on rencontre à la surface
interne des os du crâne. Tantôt cette production, disent
ces auteurs, consiste dans une plaque osseuse très mince et
très peu étendue, développée entre les os et la dure-mère,
tantôt dans une lame résistante doublant la dure-mère
et la recouvrant dans une grande partie de son étendue.

Staonley (an Diseases of the bones, 1849) parle de l'hérédité. Paget insiste sur la symétrie et l'hérédité.

En 1850, Legoupil fait paraître sa thèse inaugurale sur
l'exostose sous-unguéale.

Gerdy (Mal. des organes du mouvement 1855) s'exprime
ainsi au sujet des exostoses :

Ces tumeurs, dit cet auteur, sont les unes périostales
d'abord et épiphysaires et se confondent ensuite avec l'os ;
d'autres sont des cancers du périoste qui se propagent au
tissu de l'os qu'elles recouvrent ou enveloppent. Leur vas-
cularité est variable.

On trouve encore des indications dans le traité de pathologie externe (1855) de Vidal (de Cassis).

Ensuite, Costello, Huguier, Debrou, Coote, font paraître des observations et des brochures qui se trouvent relatées dans la *Gazette des hôpitaux* et dans la *Gazette hebdomadaire*.

La thèse de Vallin-y-Albuerne, en 1860, sur l'exostose sous-unguéale, celle de Soulier en 1864, sur le parallélisme parfait entre le développement du squelette et celui de certaines exostoses, les observations de Broca et de Marjolin à la *Gazette des hôpitaux* de 1865, les belles leçons cliniques de Dolbeau en 1867, tous ces travaux viennent jeter une grande lumière sur la question.

En 1868 paraît la thèse de G. André sur l'exostose sous-unguéale; en 1871, celle de Laburthe sur les exostoses de développement. La thèse d'André, faite d'après les indications de M. le professeur Richet, se recommande à plus d'un titre; aussi, nous ne craignons pas de le dire, nous avons fait de grands emprunts à ce travail.

On trouvera encore de précieux renseignements dans le *Traité d'anatomie pathologique* de Cruveilher, dans le *Traité de pathologie externe* de Follin, dans le *Traité d'histologie* de Ranvier, dans les dictionnaires de Dechambre et de Jaccoud. Citons, enfin, pour terminer, les belles leçons cliniques de M. le professeur Richet, rédigées par M. Berger, et rapportées dans la *Gazette des hôpitaux* de 1871 ; citons aussi celles de M. le professeur Gosselin (*Mal. chir.* Tome I, VII et VIII leçons). N'omettons point l'importante observation de M. Reclus (*Progrès Médical* 1875) et les réflexions qui l'accompagnent.

Nous n'avons évidemment pas cité tous les auteurs qui se sont occupés des exostoses, mais, à la fin de notre travail, se trouve l'index bibliographique, nous y renvoyons le lecteur pour plus amples renseignements.

DÉFINITION — DIVISION

ANATOMIE ET PHYSIOLOGIE PATHOLOGIQUE

Autrefois on confondait sous le nom d'exostoses des
lésions différentes les unes des autres et n'ayant entre elles
d'autre rapport que la tuméfaction localisée d'un os.
J. L. Petit appelait exostose toute tumeur qui s'élevait à la
surface d'un os ; Boyer et Astley Cooper ne furent pas plus
précis dans leur définition. Ainsi, on décrivit sous le nom
d'exostose sphérique à cavité intérieure ou d'exostose creuse
avec fongosité interne, certaines tumeurs cancéreuses des
os ; d'exostose laminée des tuméfactions osseuses dues à
l'ostéite raréfiante ; d'exostoses suppurées intérieurement,
des abcès chroniques du tissu osseux ; d'exostoses hydatiques, des kystes hydatiques des os. On désignait aussi
sous le nom d'exostoses, la dégénérescence, généralement
désignée sous le nom d'ostéosarcome, les couches osseuses
de nouvelle formation, les concrétions stalactiformes développées autour des points enflammés, cariés, nécrosés, en
un mot toutes les affections dans lesquelles les os présentent une augmentation de volume. Dans le mémoire sur
les exostoses d'Astley Cooper, les exostoses fongueuses
périostales et celles de la membrane médullaire ne sont
autre chose qu'une des formes de la dégénérescence encé-
phaloïde du tissu osseux. Ces exostoses médullaires cartilagineuses sont des corps fibreux enkystés, enveloppés dans

une coque produite par le refoulement du tissu osseux con-
tigu.

Aujourd'hui, on désigne sous le nom d'exostose une
production anormale et circonscrite du tissu osseux à la
surface ou à l'intérieur d'un os.

Observées sur presque tous les os du corps, les exostoses ont été diversement classées par les auteurs.

Quelques-uns, prenant pour base de classification la
texture même de ces productions morbides, les ont divi-
sées en exostoses éburnées, lorsqu'elles sont formées de
tissu compacte seul ; en exostoses celluleuses, lorsqu'elles
sont formées par du tissu spongieux enveloppé d'une lame
mince de tissu compacte.

D'autres considérant au contraire le siège de la tumeur
les ont distinguées en épiphysaires, lorsqu'elles sont dues
au dépôt d'une substance osseuse de nouvelle formation ;
en parenchymateuses toutes les fois qu'elles sont dues à une
expansion du tissu primitif.

Enfin, au point de vue de leur pathogénie, on peut reconnaître les variétés suivantes. On peut distinguer ainsi :
1° des exostoses de développement intimement liées au
développement normal de l'os ; 2° des exostoses traumati-
ques dues à une hypergenèse du tissu osseux dans un point
circonscrit de l'os ; 3° des exostoses syphilitiques qui se
montrent surtout sur certains os et sur certains points des
os ; 4° des exostoses rhumatismales qui sont plus souvent
des dépôts calcaires que de véritables formations osseuses ;
5° des exostoses dites scrofuleuses qui ne sont guère que
des ostéites raréfiantes. Les exostoses scorbutiques selon

nous sont peu prouvées et les exostoses goutteuses ne sont autre chose qu'un tophus calcaire.

Nous ne nous occuperons que des exostoses de développement.

Ce qui caractérise surtout les exostoses de développement, c'est d'être plutôt une difformité, une anomalie. Le plus souvent, elles consistent en un simple renflement osseux, recouvert par le périoste, et doivent être formées d'une lame plus ou moins épaisse de tissu compacte recouvrant un tissu spongieux, qui, si l'exostose a un pédicule étroit, peut ne pas communiquer avec le tissu spongieux de l'os.

Dans les observations d'exostoses ostéogéniques les moins incontestables, on remarque çà et là des exostoses sur le milieu des os longs, ou dans un point tellement éloigné de l'extrémité de l'os, que l'exostose n'a eu aucun rapport avec le cartilage d'ossification. Cependant les exostoses en rapport avec les cartilages d'ossification sont les plus fréquentes.

Ainsi, voici la traduction que Broca a insérée dans l'*Encyclopédie de chirurgie pratique* publiée par Willam Castello :

« Chez les jeunes gens, dit Broca, quelquefois même dans l'enfance, une variété d'exostose se montre au point de jonction de la diaphyse d'un os long et de l'épiphyse qui n'est pas encore complètement ossifiée. Ces productions reposent sur la couche cartilagineuse qui existe entre la diaphyse et l'épiphyse. Ce cartilage engendre de l'os sur un ou plusieurs points de sa circonférence, plus que la quantité nécessaire à la croissance de l'os en longueur.

Elles s'élèvent quelquefois simultanément ou successivement des extrémités de plusieurs os, et quelquefois sy-
métriquement sur plusieurs points des membres et quand cela
arrive, l'excès d'ossification peut être considéré comme le
résultat d'une disposition générale à l'exagération dans l'action des causes dont dépend le développement de l'os. »

Ces exostoses, dit encore Broca (*Gaz. des Hôp.* 1865),
partent du cartilage épiphysaire. Elles se développent sur
les bords de ces cartilages, en dedans ou en dehors, presque jamais en avant ni en arrière, ce qui paraît devoir tenir à l'absence des pressions musculaires sur les parties
latérales. A mesure que l'os s'allonge par son épiphyse,
l'exostose se trouve de plus en plus distante de l'extrémité de l'os sur lequel elle s'est formée ; elle remonte en
quelque sorte le long de la diaphyse ; aussi son degré d'é-
loignement de l'extrémité osseuse peut-il servir à déterminer
approximativement son âge. L'examen histologique permet
d'y retrouver tous les degrés de transition : cartilage, tissu
chondroïde, tissu osseux.

Voici ce qu'a écrit M. Reclus dans le *Progrès médical*
de 1875 au sujet du rapport qui existe entre l'accroissement des os et le développement des exostoses :

« Les os longs, a dit M. Reclus, croissent en épaisseur,
grâce aux couches nouvelles que fournit le périoste ; ils s'allongent par l'hypergenèse incessante du cartilage interposé
à l'épiphyse et à la diaphyse. Ces faits prouvés par Duha-
mel, sont de connaissance vulgaire depuis les expériences
de Flourens et d'Ollier. Mais les os longs ont deux épiphyses, deux extrémités diaphysaires, par conséquent deux
cartilages. Or ces cartilages ne prennent pas une part égale

à l'accroissement de l'os en longueur. Ollier, en plantant un clou, au milieu des os, Broca, en observant la situation relative du trou nourricier aux âges différents, ont pu constater combien variait l'allongement produit par les divers cartilages de conjugaison. Ollier a démontré par ses expériences sur les animaux, que dans le même temps le cartilage supérieur de l'humérus produit sept fois plus d'os que l'inférieur, l'inférieur du fémur trois fois plus que le supérieur ; l'inférieur du radius et du cubitus trois et quatre fois plus que le supérieur ; le supérieur du tibia deux fois plus que l'inférieur. Rien de précis pour le péroné.

Il est maintenant facile de comprendre pourquoi les exostoses naissent sur les extrémités osseuses en général, et sur certaines extrémités en particulier. L'exostose est une hypergenèse osseuse, elle apparaît là où l'ossification est la plus active c'est-à-dire au niveau du cartilage de conjugaison, et comme les deux cartilages ne sont pas également productifs, c'est vers l'épiphyse, que nous pourrions appeler fertile, que se fera la néoplasie. Les épiphyses moins actives peuvent cependant porter des exostoses et l'extrémité inférieure du tibia en est souvent le siège.

Le processus indiqué par Broca nous explique du même coup l'apparition des exostoses dans le jeune âge, leur accroissement parallèle à celui de l'os, leur état stationnaire après la soudure des épiphyses et les positions différentes qu'elles paraissent occuper d'année en année ; implantées sur des couches cartilagineuses rapidement ossifiées et devenues partie intégrante de la diaphyse, les tumeurs osseuses sont éloignées de plus en plus de l'interligne articulaire par le constant apport de couches nouvelles entre elles et l'épiphyse, et cela jusqu'à l'époque de la soudure. La production d'exostose sur la diaphyse n'est nullement en contradiction. Les exostoses ostéogéniques proviennent à la fois d'une déviation et d'une exagération de l'ossification normale. Elles pourront donc apparaître sur tous les points où se fait cette ossification ; et la diaphyse est le siège d'un travail d'accroissement en épaisseur dû à la couche profonde du périoste. Ce travail, il est vrai, est lent, peu actif, quoique continu ; aussi les exostoses diaphysaires sont-elles une exception.

C'est donc à l'union de l'épiphyse et de la diaphyse qu'on les rencontre, et surtout en dedans des os. On n'a qu'à citer les quatre exostoses si fréquentes en dedans des deux extrémités articulaires du genou.

Les exostoses de croissance se présentent sous la forme de tumeurs arrondies ou irrégulières et leur volume varie de la grosseur d'une noisette à celle d'une tête de fœtus. Leur aspect, leur couleur, leur consistance offrent les mêmes caractères que l'os normal. Sessiles ou pédiculées, elles se présentent parfois sous forme de stalactites et offrent ailleurs l'aspect d'une massue. Le plus souvent multiples, elles sont souvent symétriques. Le tissu conjonctif qui les recouvre est lâche et constitue même assez souvent une bourse séreuse qui peut communiquer avec celle de l'articulation voisine et qui dans quelques cas peut s'enflammer et donner lieu alors à tous les signes de l'hygroma suppuré.

Le développement de ces exostoses se fait habituellement sous le périoste aux dépens de la moelle sous périostique. Les vaisseaux ostéo-périostiques déterminent alors la direction des canaux de Havers, et comme ces vaisseaux sont

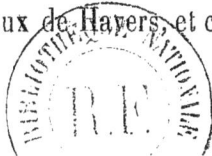

perpendiculaires à la surface de l'os, on comprend que des
exostoses de cette nature présentent des canaux de Havers
d'une direction perpendiculaire à celle de l'os ancien.

Sur les os longs au niveau de l'épiphyse, les exostoses
de développement naissent non du périoste mais du cartilage. Elles sont alors recouvertes d'une lamelle continue du
cartilage aux dépens de laquelle se développe manifestement
le tissu osseux; on trouve alors successivement en allant de
la périphérie au centre, le périoste devenu périchondre, du
cartilage, une couche de prolifération, puis de l'os.

Alors constituées primitivement par du tissu compacte
renfermant des vaisseaux et recouvertes d'une couche de
cartilage et du périoste, ces exostoses présentent plus tard
du tissu spongieux avec de la moelle rouge et un canal central contenant quelquefois de la moelle jaune gélatiniforme.
A cette époque de parfait accroissement, elles ne présentent plus de couche cartilagineuse.

Elles s'accroissent comme les os soit par le périoste, ou
le cartilage diaphysaire et le cartilage qui les recouvre superficiellement, et leur accroissement cesse dès que l'évolution du squelette est achevée c'est-à-dire vers l'âge de
25 ans.

D'après Cornil et Ranvier, les exostoses parenchymateuses prennent naissance dans l'épaisseur de l'os. A la
suite d'une ostéite raréfiante, disent ces auteurs, il se produit une perte de substance que comblera le tissu médullaire inflammatoire devenant lui-même le point de départ
d'une production osseuse exubérante. Il est dans ce cas facile de reconnaître l'os nouveau. Celui-ci en effet développe
autour des vaisseaux du tissu embryonnaire végétant, et la

surface de la perte de substance aura ses canaux de Havers perpendiculaires à ceux de l'os ancien.

Variot, interne des hôpitaux, a présenté à la *Société anatomique* en décembre 1880 une exostose sous-unguéale du gros orteil. Cette tumeur avait été extraite à une jeune fille de 19 ans par le professeur Gosselin. Elle se composait de trois couches : une externe sous-unguéale, fibreuse ; une sous-jacente très transparente, cartilagineuse et de même épaisseur que la précédente ; enfin une troisième osseuse formée de tissu spongieux. La couche cartilagineuse ne présentait pas de vaisseaux, sa partie superficielle en rapport avec le tissu fibreux présentait les caractères du cartilage fœtal ; sa partie profonde en rapport avec l'os était granuleuse, et les chondroplastes qui entrent dans sa constitution étaient très agrandis. En certains points même, ces grandes capsules étaient agencées en série, superposées comme dans une épiphyse.

D'après M. le professeur Richet, les exostoses nées dans l'épaisseur de la membrane muqueuse tapissant les cavités nasales et faisant fonction de périoste sont tout à fait au début libres et indépendantes du squelette ; mais elles ne tardent pas, ainsi que l'a constaté M. Verneuil, à contracter avec la portion sous-jacente du squelette des adhérences qui deviennent de plus en plus intimes, et elles finissent par une fusion complète. Elles se comportent comme les exostoses périostales dont elles ne sont qu'une variété.

En résumé, sur les os longs et courts les exostoses se développent aux dépens du cartilage ; sur les os plats, elles se produisent grâce au périoste.

ÉTIOLOGIE — FRÉQUENCE — SIÈGE

L'étiologie des exostoses est assez obscure. Cette affection paraît se développer chez certains sujets en vertu d'une prédisposition acquise, surtout pendant le jeune âge pour les exostoses de développement, qui, certes, sont de beaucoup les plus fréquentes. D'après Billroth, les exostoses des os longs seraient plus fréquentes chez les garçons. Le contraire s'observe pour les exostoses du gros orteil. Ces tumeurs auraient, d'après Weber, leur maximum de fréquence de 11 à 20 ans comme nous l'indique le tableau suivant :

```
De la naissance à dix  ans  =  12 cas.
    De 11 à 20             28  —
    — 21 à 30              14  —
    — 31 à 40              7  —
    — 41 à 50              8  —
    — 51 à 60              1  —
```

Leur hérédité paraît incontestable comme en font foi des observations publiées par Lloyd, Stanley et Cruveilher.

Aux cas d'hérédité, on doit rattacher ceux où le mal est congénital. Nous connaissons trois faits de cette espèce. Le premier est emprunté à Dupuytren, qui eut l'occasion d'observer des exostoses chez un jeune enfant, dans le cours de son allaitement; le deuxième est dû à Hutchinson qui parle de tumeurs semblables, rencontrées sur un enfant, par une sage-femme, immédiatement après la naissance de ce dernier ; enfin le troisième se trouve consigné dans la thèse inaugurale de Ribel (1823).

Le traumatisme, les fatigues excessives, agents auquels on a voulu faire jouer un trop grand rôle dans la production de ces tumeurs ne peuvent déterminer ces dernières qu'en vertu d'une prédisposition acquise.

Ainsi M. Dolbeau, dans ses leçons de clinique chirurgicale, cite l'observation d'une jeune femme de vingt ans, affectée d'exostose sous-unguéale, qui, dans son enfance avait l'habitude de porter des sabots, chaussure très fatigante comme on le sait, et qui, deux ans avant son entrée à l'hôpital, reçut sur l'orteil droit un coup assez violent pour la forcer à garder le repos pendant quelques jours.

Ces deux causes extérieures, pression des chaussures et coup violent, auraient-elles pu déterminer une exostose s'il n'y avait pas eu de cause prédisposante ?

L'étiologie, comme on le voit, laisse beaucoup à désirer et les auteurs qui ont invoqué une diathèse osseuse, une déviation, une perversion dans l'accroissement de l'os n'ont point jeté un grand jour sur la question. On connaît assez bien le mode d'apparition d'accroissement, son anatomie, mais lorsqu'on veut sonder la cause intime de son apparition, on se trouve en face d'hypothèses peu ou point admissibles et qui sont loin de nous conduire à la connaissance exacte des causes de l'affection.

La fréquence des exostoses paraît assez considérable et bien plus que ne sembleraient le faire prévoir les observations ayant trait à cette affection. Bien souvent, en effet, la tumeur doit passer méconnue. soit que son volume soit assez peu considérable pour éveiller l'attention du malade, soit que la tumeur ne cause point de gêne à celui qui en est porteur et qui se dispense alors d'avoir recours au chirurgien.

Certaines exostoses se rencontrent parfois en grand nombre chez le même malade. M. Huguier a présenté à la *Gazette des hôpitaux*, 1857, un jeune homme de dix-sept ans qui s'est aperçu, il y a quatre ou cinq ans, de l'existence d'exostoses épiphysaires, au nombre de douze, qui se développaient sur les os dans les points qui sont le siège habituel des tumeurs de ce genre. On en trouve quatre à la face interne des tibias, deux un peu au-dessous des deux condyles internes, et deux autres un peu au-dessous des deux malléoles internes. Les péronès en offrent deux au-dessous des malléoles externes ; chacun des fémurs en présente sur ses faces interne et externe, au-dessous des condyles ; enfin, on en trouve une sur le bord antérieur de chaque humérus, sous le deltoïde.

Les exostoses peuvent se rencontrer sur tous les points du squelette comme en font foi les observations que nous avons recueillies. Néanmoins le siège le plus fréquent est : pour les os longs, le fémur à sa partie inférieure et interne ; le tibia et l'humérus à leur partie supérieure ; le cubitus et le radius, à leur partie inférieure. Dans les os courts, tels que les phalanges, c'est en général à la troisième phalange du gros orteil qu'on les rencontre. L'exostose sous-unguéale peut cependant se développer sur les orteils et sur les doigts de la main. Tous les auteurs l'ont signalée. M. Gosselin en a eu un exemple sur le troisième orteil, et un sous l'ongle de l'index de la main droite. Mais elle est de beaucoup plus fréquente au gros orteil. D'après Hutchinson.

sur 20 cas d'exostoses sous-unguéale, le gros orteil en serait 19 fois le siège.

Sur les os plats, c'est le frontal, les os du nez, l'os iliaque qui en sont le plus souvent le siège.

Enfin, il est des exostoses qui se montrent sous l'influence de la scrofule ou de la syphilis, mais surtout sous l'influence de cette dernière.

SYMPTOMATOLOGIE.

Les exostoses de développement sont des tumeurs dures,
ncompressibles, immobiles, quelquefois douloureuses à
leur début et pendant toute la durée de leur accroissement,
d'autres fois constamment indolores. Ces tumeurs sont
souvent multiples et symétriques. Parfois petites, elles peuvent acquérir les dimensions d'une tête de fœtus. Leur
forme est tantôt arrondie, à base large, à surface régulière
tantôt carrées, rectangulaires, elles sont souvent étranglées
à leur base, de manière à présenter une sorte de col ou
même un véritable pédicule autour duquel on peut passer
une aiguille courbe et une scie à chaîne ; tantôt allongée,
souvent en forme d'apophyse, parfois affectant la forme de
crochets. En général, la masse de ces tumeurs est en rapport avec le volume de l'os qui les supporte. Aussi, les
plus considérables sont-elles ordinairement situées près de
l'extrémité inférieure du fémur ou bien à l'extrémité supérieure de l'humérus. Tel est d'ailleurs le siège où on les
observe le plus souvent, bien qu'on puisse aussi les trouver,
mais beaucoup plus rarement, sur la diaphyse des os longs
et même sur tous les os du squelette.

Dans la plupart des cas, dit A. Cooper, et principalement à son début, cette affection ne s'accompagne que de
fort peu de douleur. Mais lorsque la tumeur a acquis un
volume considérable, elle ne peut manquer de déterminer
des souffrances, par suite de la compression qu'elle exerce

sur les parties environnantes. Elle peut encore être pour le malade une source d'inconvénients très graves par l'obstacle qu'elle oppose à l'accomplissement des fonctions musculaires. Les tendons des muscles sont, en effet, quelquefois retenus dans une position vicieuse, et, d'autres fois, glissent bruyamment sur les côtés de la tumeur, en produisant un bruit qui peut être distinctement entendu à une certaine distance. Dans d'autres cas, ces tumeurs déterminent des douleurs très vives dans les membres, quand elles s'approchent de la surface de la peau.

Quelquefois certains mouvements, l'action de marcher y provoquent une sorte de craquement, analogue, dit A. Cooper, à celui que détermine une courroie qui s'échappe de la gorge d'une poulie. On a vu l'action des muscles fléchisseurs de la jambe gênée par une exostose située dans le voisinage de l'articulation du genou, et qui changeait la direction des tendons de ces muscles.

Nous ne pouvons passer en revue tous les phénomènes qui peuvent résulter de la présence d'une exostose ; nous ne citerons que ceux qui nous ont paru les plus intéressants.

Les exostoses dévient les muscles, les tendons, remplissent des cavités normales, compriment les organes contenus, repoussent les os voisins avec lesquels elles peuvent même contracter des adhérences. Le tissu cellulaire qui entoure les exostoses est souvent raréfié et peut constituer une bourse séreuse anormale qui parfois s'enflamme.

Dans un cas d'exostose de développement observé par Follin sur un tibia il existait un hygroma au mollet, en arrière de la tumeur osseuse. Dans un cas cité par Pollock, une exostose du fémur amena en se développant une inflammation de la synoviale du genou. M. Boling (*Arch. de méd.* février 1868. Tome II) a rapporté l'observation d'une exostose de la partie postérieure du fémur qui, ayant perforé l'artère et la veine poplitée, fut ainsi la cause d'un épanchement de sang et de pus, ce qui rendit l'amputation nécessaire. Roux fut plus heureux dans un cas pour une exostose de la partie interne de l'humérus, chez un jeune homme de 25 ans. Cette tumeur faisait saillie dans le creux de l'aisselle, et soit qu'elle eût distendu et écrasé l'artère, ce vaisseau était devenu le siège d'un anévrysme qui recouvrait et enveloppait la tumeur osseuse. Roux pratiqua la ligature de l'axillaire, et le malade guérit, Billroth cite le cas d'un malade chez lequel la bourse muqueuse qui recouvrait l'extrémité inférieure de l'humérus survint spontanément. Cet accident s'accompagna de phénomènes inflammatoires d'une médiocre intensité. Néanmoins la suppuration envahit l'articulation du coude et il y eut ankylose.

M. Morel a présenté à la Société de chirurgie en 1861 un malade atteint d'exostose du fémur, curieuse surtout à cause d'un bruit de claquement particulier que l'on entendait lorsque le malade faisait quelques mouvements. Cette exostose, du volume d'un œuf de pigeon, était située sur la face antérieure du fémur, à l'action du tiers supérieur avec le tiers moyen de cet os.

M. Broca (*Gaz. des Hôp.* 1865) a présenté une observation d'exostose de développement avec kyste volumineux au voisinage. La tumeur existait chez un jeune homme de vingt ans ; elle avait commencé à se développer plusieurs années auparavant, ce qui est en rapport avec la distance qui la séparait de l'extrémité du fémur au moment où il l'observait pour la première fois. Elle remontait jusqu'au voisinage de l'anneau du troisième adducteur. Autour d'elle s'était formé un kyste plus volumineux qu'une tête de fœtus à terme, kyste dont les parois avaient un centimètre d'épaisseur et qui contenait un litre de liquide sanguino-lent.

Il existe aussi des exemples de fractures d'exostose épi-physaire, l'os d'implantation étant resté intact. Ces fractures ont été observées à la suite d'une contusion, coup, chute, et toujours elles n'intéressaient que le pédicule de la tu-meur.

Lorsque l'exostose atteint les os courts, comme les pha-langes du gros orteil, elle se présente sous forme d'une tu-meur ayant le volume d'une petite noisette. Les malades se trouvent gênés dans leurs chaussures, souffrent beaucoup en marchant, boîtent par moments, et ne peuvent faire une longue course. Peu à peu ces phénomènes augmentent, l'ongle est soulevé et dévié, parfois il se fend dans sa longueur et laisse apercevoir une petite tumeur. Les douleurs s'exas-pèrent, la marche est de plus en plus difficile, la tumeur augmente de volume et semble se péduliser. L'ongle sou-levé, dévié, ou bien entourant la tumeur en formant une sorte de fer à cheval, se durcit, s'épaissit, devient noirâtre et strié transversalement; dans quelques cas il tombe enfin, la tumeur s'ulcère, des fongosités se développent et l'affec-tion peut prendre l'aspect d'une production maligne. Tou-tefois cette marche n'est pas constante, et, à un moment donné, la maladie pourrait rétrograder, mais ce doit être exceptionnel (Thèse de G. André). Ces tumeurs s'excorient souvent, d'après M. Gosselin, elles suppurent et deviennent souvent le point de départ d'une rougeur, d'une démangeaison et d'un gonflement de tout l'orteil. Lorsqu'on cherche à en apprécier la consistance, on reconnaît qu'elles sont molasses dans les couches superficielles, dures et comme osseuses dans les couches profondes. Si on les saisit entre deux doigts de la main gauche pendant qu'avec l'autre main on fixe solidement l'orteil ou le pied, on reconnaît qu'il n'y a pas de mobilité et que la production est intimement confondue avec la phalangette (observ. XXII).

Quant aux exostoses des os plats, elles augmentent très lentement, et par leur siège elles tendent à s'accroître vers différentes cavités. Ainsi celles de l'os planam vont dans l'orbite, d'où elles chassent plus ou moins l'œil et produisent l'exophtalmie. Si elles naissent de la clavicule ou du sternum, elles peuvent causer la mort par la compression des principaux troncs artériels ou veineux. Une exostose du pubis peut produire une rétention d'urine très fâcheuse ; du côté du crâne, elles amènent de la compression du cerveau et des symptômes d'hémiplégie. Une tumeur osseuse qui comprimera le nerf optique amènera la paralysie de ce nerf. Les exostose éburnées de la mâchoire ont entraîné des obstacles à la mastication, et dans un cas cité par Breschet, la tumeur proéminait tellement dans la bouche que la mâchoire inférieure en avait été luxée. Comme on peut le voir, les symptômes varieront suivant le siège de la tumeur.

Quant à l'état général des malades porteurs d'exostoses, il est en général satisfaisant, à moins que le malade soit atteint d'un vice constitutionnel tel que la scrofule, la syphilis.

MARCHE. — DURÉE. — TERMINAISON

L'accroissement de l'exostose est presque toujours fort lent, surtout eu égard à la marche souvent rapide des tumeurs qui naissent dans les parties molles. Cet accroissement suit le développement de l'os. On a cité cependant des cas où, le développement de l'os étant achevé, la tumeur exotosique continuait à s'accroître.

A la suite d'un coup, d'une chute, d'une contusion, surtout si elles sont volumineuses, ces tumeurs peuvent s'enflammer et donner lieu à des abcès, eschares, carie, ulcération ; elles peuvent aussi se fracturer et la mort survenir comme dans un cas observé par M. Gosselin (Société de chirurgie). Le malade mourut d'infection purulente.

Dans certains cas, la tumeur, mise à nu, se nécrose et les parties mortifiées se détachent peu à peu par un mécanisme semblable à celui de la séparation des séquestres.

Ces cas sont cependant rares. Le plus souvent la tumeur cesse de s'accroître lorsque le développement de l'os est complet et elle ne détermine que peu de troubles.

DIAGNOSTIC

Lorsque l'exostose est superficielle, il est en général facile de la reconnaître à sa dureté, à son immobilité, à la lenteur de son développement, surtout si elle se montre chez un jeune homme à l'union de l'épiphyse avec la diaphyse de l'os.

Mais il n'en est pas de même lorsque la tumeur est profonde. Dans ce dernier cas, on peut confondre une exostose avec une tumeur maligne des os, un anévrysme, un cal difforme. C'est ainsi qu'on lit dans le Dictionnaire en trente volumes (à l'article Exostose) que l'amputation de la cuisse fut pratiquée pour une prétendue exostose du fémur, qui n'était autre chose qu'un anévrysme de la fémorale parfaitement guéri. Dans deux cas rapportés par M. J. Cloquet, deux exostoses du pubis avaient perforé le pubis et furent prises pour des calculs.

L'exostose reconnue, il faudra toujours en rechercher soigneusement la nature, voir si elle est simplement idiopathique ou si elle a pour cause la syphilis, la scrofule.

Lorsque l'exostose est idiopathique, il faut encore savoir si elle est épiphysaire ou parenchymateuse. On a indiqué plusieurs signes propres à différencier ces deux variétés. Ainsi l'on a dit que les exostoses épiphysaires présentaient une forme très irrégulière, et variée à l'infini ; que la superficie était inégale, raboteuse, stalactiforme, qu'elles siégeaient sur la partie compacte des grands os, enfin que ces tumeurs étaient ordinairement multiples, tandis que les exostoses parenchymateuses avaient en général une forme hémisphérique, une surface lisse et régulière, qu'elles se voyaient sur les petits os, enfin qu'elles étaient ordinairement solitaires.

Le gonflement des extrémités des os longs ou celui des os courts est un des symptômes qui, joint à l'engorgement des glandes lymphatiques du cou, à la finesse et à la blancheur de la peau, au gonflement du visage et surtout de la lèvre supérieure, dénotent la scrofule.

Quant aux exostoses qui reconnaissent pour cause la syphilis, elles sont précédées des douleurs dites ostéocopes, sont plus uniformément hémisphériques, plus régulières à leur surface, plus larges à leur base, sont rarement multiples, très rarement symétriques, et ont pour siège de prédilection non-seulement les os superficiels, mais les points les plus superficiels de ces os, la face interne du tibia, du cubitus dans ces deux tiers inférieurs, la face externe du radius, à la même hauteur, la face supérieure ou le bord antérieur de la clavicule, la face antérieure du sternum, la voûte du crâne. En ajoutant à cela la connaissance d'antécédents syphilitiques de même nature, on arrivera sans aucun doute au diagnostic.

Les exostoses syphilitiques peuvent aussi être confondues avec la périostite phlegmoneuse et gommeuse. La première sera caractérisée par les phénomènes d'une phlegmasie locale, qui tend à se terminer par suppuration ; la seconde se reconnaîtra à sa consistance molle et pâteuse, indiquant l'existence d'un épanchement sous-périostal.

Si nous considérons maintenant les exostoses des os courts et pour ne citer que la plus fréquente, celle que l'on rencontre presque toujours, je veux parler de l'exostose du gros orteil, nous voyons que le diagnostic, bien que facile dans la généralité des cas, peut cependant embarrasser parfois le chirurgien.

L'exostose sous-unguéale du gros orteil peut être confondue avec un onyxis chronique, une lésion organique de l'os (Pétrequin) ; d'autre fois, lorsqu'elle siège vers l'extrémité de l'orteil, qu'elle est facilement aperçue sous l'ongle soulevé, on l'a prise pour une verrue et traitée comme telle par une cautérisation superficielle. C'est surtout quand l'exostose siège sur la partie latérale de l'orteil que l'erreur est facile à commettre.

Cependant, en y prenant bien garde, l'erreur peut être évitée. En effet, dans l'exostose, on observe les signes que nous avons déjà énumérés dans la symptomatologie, savoir : tumeur dure, incompressible, du volume d'une petite noisette, occupant le côté interne de la face supérieure du gros orteil près de son extrémité antérieure, etc.

Dans l'onyxis, on a les phénomènes suivants : lorsque les tissus sont simplement irrités, les malades accusent peu de douleur ; mais, pendant la marche, lorsque la peau s'ulcère et se gonfle, la douleur devient plus vive ; peu à peu l'ulcération se creuse, ses bords deviennent durs et calleux ; on a vu les vaisseaux lymphatiques se prendre et l'inflammation se développer dans les ganglions de l'aine. La suppuration est abondante et fétide, les parties ulcérées se couvrent de fongosités rougeâtres, douloureuses, au fond desquelles l'ongle parait comme enfoncé ; on voit quelquefois la maladie se propager jusqu'à l'os et déterminer la carie et la nécrose de la phalange.

Les verrues sont de petites excroissances qui font saillie à la surface de la peau. Elles sont rarement solitaires, quelquefois elles sont groupées de manière à former des plaques assez larges. Les unes sont pédiculées, constituées par une substance molle recouverte par l'épiderme ; les autres sont dures, chagrinées, aplaties et constituées par des filaments fibreux parallèles qui s'écartent assez souvent, de manière à former des fentes, des crevasses.

Le diagnostic des exostoses des os plats est assez difficile à faire, car beaucoup de tumeurs peuvent déterminer des phénomènes de compression du côté du bassin et du crâne. Cependant on pourra éviter l'erreur en suivant les conseils de M. le professeur Richet qui, dans un cas, pour s'assurer s'il était en présence d'une exostose des fosses nasales, enfonça dans celles-ci une aiguille rigide et établit ainsi son diagnostic sur des bases solides.

PRONOSTIC

Le pronostic des exostoses offre en général peu de gravité. Ces tumeurs se développent, comme nous l'avons dit, de 10 à 22 ans, et le développement se fait parallèlement à celui du squelette. Elles restent le plus souvent stationnaires dès que la soudure des épiphyses à la diaphyse est complète.

Cependant, il est des cas où elles peuvent acquérir de la gravité par les rapports qu'elles affectent avec les différents organes qu'elles compriment. Tel est le cas des exostoses de la face du bassin, du crâne, de certaines exostoses du fémur.

Volumineuses, elles exposent à la contusion ; un traumatisme peut les fracturer et la mort survenir comme dans un cas observé par M. le professeur Gosselin.

Enfin, ces tumeurs à la suite d'une contusion de la peau, d'eschares, d'ulcères et d'abcès, peuvent être mises à nu et se nécroser.

Lorsqu'on se trouve en présence de ces cas, heureusement rares, il faut enlever les tumeurs. Une fois l'ablation faite, l'exostose ne se reproduit plus.

TRAITEMENT

Un premier point doit être mis en relief, c'est l'utilité de soumettre tout malade, porteur d'une exostose. à un traitement syphilitique ; l'iodure de potassium sera administré à l'intérieur, un emplâtre de *vigo cum mercurio* ou d'extrait de ciguë sera appliqué sur la tumeur pour faciliter sa résolution et calmer les douleurs.

Le traitement par les acides minéraux, par les toniques, les amers, est aujourd'hui considéré comme inefficace et abandonné à juste titre. Dans le cas où le traitement anti-syphilitique vient à échouer, il ne reste au chirurgien qu'un parti à prendre, celui de faire l'ablation de la tumeur.

Nous recommandons donc l'intervention chirurgicale, mais nous ne voulons pas être trop exclusif à cet égard. Il est bien évident que lorsque l'exostose ne produit aucun trouble fonctionnel, aucune douleur, on ne doit pas intervenir chirurgicalement. On doit alors conseiller d'éviter les marches longues, les fatigues et, si l'exostose occupe la partie inféro-interne du fémur comme c'est le cas le plus fréquent, il faut entourer le haut de la jambe d'une sorte de bracelet fait avec de la ouate et du coutil, pour soustraire l'exostose aux violences extérieures.

Le traitement chirurgical ne doit être conseillé que dans les cas où la tumeur apporte de la gêne aux fonctions du membre, lorsqu'elle est très douleureuse, toutes les fois qu'elle détermine des symptômes de compression sur quelque organe important (nerf, vaisseaux, cerveau, œil), ou lorsqu'elle cause une trop grande difformité.

Nous allons envisager successivement le traitement des exostoses suivant qu'elles occupent les os longs, les os courts et les os plats.

Pour les exostoses des os longs, on a cherché à enlever la tumeur tantôt avec les caustiques, tantôt avec le bistouri, enfin à la faire disparaître en provoquant sa nécrose.

La cautérisation étant aujourd'hui pour ainsi dire abandonnée, nous ne parlerons que des deux dernières méthodes.

La méthode qui provoque la mortification de la tumeur et son élimination spontanée, consiste à la mettre à découvert et à la laisser exposée à l'air, après l'avoir privée de son périoste. Elle a été préconisée par Astley Cooper, mais n'a pas donné de résultats qui permettent de beaucoup la prôner. Cette méthode est en effet défectueuse ; et, comme le fait remarquer Nélaton, il y a des cas où il n'est pas possible de découvrir la tumeur dans une étendue suffisante, pour la dénuder ensuite. Il en est d'autres où la dénudation manque complètement le but qu'on se propose, parce que la tumeur continue à être nourrie par les vaisseaux qui passent à travers le pédicule. En troisième lieu, la dénudation et la nécrose qui en résultent peuvent n'atteindre que quelques parties de la tumeur, ce qui met dans la nécessité de recommencer l'opération. Enfin, chose encore plus grave, une fois la tumeur détruite, la nécrose consécutive peut envahir les parties saines de l'os d'implantation.

Quant à la méthode par le bistouri, elle comprend l'excision, la résection de la portion d'os qui supporte l'exos-

tose, enfin l'amputation du segment du membre où se trouve
la tumeur.

La résection est conseillée par Wolkmann.

Pour ce qui concerne l'incision, après avoir coupé préa-
lablement les tissus, le chirurgien enlève la tumeur au
moyen de la gouge, de la scie à chaîne, ou de l'écraseur
linéaire, ou bien il la fracture si elle est réellement pédiculée.

Si, au lieu d'être pédiculée, la tumeur se trouvait im-
plantée sur l'os, par une surface un peu large, on pourrait
se servir avec avantage d'un procédé longuement décrit par
Boyer, et qui consiste à détacher l'exostose au moyen d'incisions multiples, pratiquées avec la scie, en combinant ces
incisions, de telle sorte que les unes soient perpendiculaires,
et les autres parallèles à l'axe de l'os qui supporte la tumeur.

Follin avait imaginé un procédé qui consistait à extraire
la tumeur en trois temps. Dans le premier temps, il fractu-
rait le pédicule de la tumeur, afin de rompre son adhérence
à l'os d'implantation ; puis, pendant plusieurs jours, il im-
primait au pédicule ainsi fracturé des mouvements répétés
pour l'empêcher de se consolider. Enfin, lorsque la surface
d'implantation avait eu le temps nécessaire pour se cicatri-
ser, Follin incisait les tissus et faisait l'extraction de la tumeur.

Dans un cas d'exostose de croissance avec kyste au voisinage observé par Broca et relaté dans la *Gazette des hôpitaux* de 1865, ce chirurgien ne crut pas devoir chloro-
former l'opéré, parce que l'auscultation du cœur révéla
l'existence d'un bruit de souffle au premier temps. Ce qui

gêna surtout pendant l'opération, ce fut la nécessité d'éviter les vaisseaux qui contournaient la tumeur. Une seule incision longitudinale, longue de 13 centimètres, put cependant suffire. Les muscles et les vaisseaux furent écartés. La tumeur fut mise à nu dans la plus grande partie de sa surface. Une scie à chaîne fut passée au-dessous du col de l'exostose, et l'excision put ainsi être faite sur le pédicule, sans ouvrir le kyste qui s'y trouvait accolé. Comme la scie à chaîne avait un peu glissé, il fallut achever l'enlèvement du reste du pédicule avec une scie à main.

La surface interne du kyste présentait çà et là des dépôts fibrineux analogues à ceux qu'on rencontre dans les hématoïdes anciennes. La surface de l'exostose était surmontée de petites végétations mamelonnées composées de tissu cartilagineux et chondroïde.

Les suites de l'opération ont été simples, mais la plaie a suppuré assez longtemps, puis a été remplacée par une fistule qui a guéri complètement.

Chez le malade qui fait le sujet de l'observation I, M. le professeur Richet a d'abord appliqué une bande élastique, puis a fait une incision demi-courbe à convexité du côté du creux du jarret, et a découvert ainsi le pédicule de la tumeur. Avec l'incision demi-circulaire, dit M. Richet, on aura un écoulement plus facile des liquides qu'avec une incision sur la partie médiane de la tumeur entre les fibres musculaires qui font boutonnière.

Dans un cas observé par M. Le Dentu, où les douleurs étaient trop vives et l'ablation d'une exostose du fémur trop dangereuse pour l'articulation du genou, ce chirurgien pratiqua la myotomie sous cutanée de la portion des muscles immédiatement situés sur les exostoses. Il combattit ainsi les contractures douloureuses du triceps et des autres muscles de la cuisse et de la jambe. Depuis l'opération, les douleurs ont disparu, et le malade marche facilement.

Lorsqu'on sera en présence d'une exostose des os longs, on aura donc recours à l'extirpation de la tumeur au moyen de la gouge, de la scie à chaîne ou bien on la fracturera si elle est réellement pédiculée. Dans certains cas, on pratiquera tout simplement la ténotomie.

Le traitement de l'exostose sous-unguéale est uniquement chirurgical.

Lorsque la tumeur siège en avant, on peut l'enlever avec un fort bistouri concave, en rasant l'os ; si elle est plus en arrière, on peut faire sous l'ongle, ainsi que le conseille Dupuytren, deux incisions semi-elliptiques qui cernent la tumeur. Malgaigne pratiquait l'extirpation de la tumeur avec la gouge et le maillet.

M. Debrou (*Gaz. hebdomadaire*, p. 1860) remarquant la constante implantation de la tumeur sur la portion élargie de la phalangette, se contente d'enlever seulement cette partie antérieure de l'os ; on respecte ainsi l'articulation, les tendons, la matrice de l'ongle, et le corps de la phalangette.

Voici, du reste, comment s'exprime l'auteur à ce sujet :

« J'ai fait, dit-il, la section de la phalangette à l'union de son col avec sa base, sans désarticuler par conséquent. De cette façon j'ai enlevé l'exostose entière avec sa racine et la portion d'os qui la supportait ; j'ai laissé en place la base de l'os et j'ai respecté l'articulation et les tendons.

Le procédé opératoire est le suivant :

On fend l'ongle d'avant en arrière avec une paire de ciseaux aigus et l'on arrache les deux moitiés de l'ongle avec
une pince; ensuite, avec un bistouri droit et pointu, on
fait une incision sur le dos de la phalange, à la place où
était l'ongle et l'on prolonge en avant cette incision sur les
côtés de la tumeur, de manière à circonscrire et à déchaus-
ser le sommet de la phalangette; alors, avec la pince de
Lister on rompt l'os au ras de sa base, et l'on retire ce
qui est en avant et qui porte la tumeur. Il en résulte une
plaie creuse qu'on ne doit pas chercher à réunir par première intention. Il faut attendre que les bourgeons charnus
la comblent, afin de conserver à l'extrémité du doigt sa
largeur, pour que l'ongle, en repoussant, puisse s'y éta-
blir. L'ongle en effet repousse, parce que sa racine a été
conservée.

Le bout du doigt a conservé sa forme naturelle, l'ongle
seulement a mal poussé. La marche est très libre, et depuis
six ans il n'y a pas eu de récidive (Jeune fille de 16 ans). »

Voici le procédé qu'emploie M. le professeur Richet :

Une bande pliée en deux suivant le sens de sa longueur
est nouée à la base du gros orteil; elle a un double but;
celui d'arrêter autant que possible la circulation, et d'assu-
jettir l'orteil de telle façon qu'en faisant tirer sur les extrémités par deux aides il reste immobile; la gouge pourra
alors être enfoncée solidement dans la tumeur.

Cela fait, on procède à l'anesthésie lorale en faisant tomber d'un peu haut un jet d'éther sur la partie malade. On
fait ainsi une sorte de pulvérisation du liquide, et l'orteil
est promptement insensibilisé.

Après cela, on fait avec un bistouri deux incisions semi-

elliptiques qui cernent la tumeur tout entière. On enfonce
ensuite la gouge d'arrière en avant dans la tumeur ; d'ordinaire, on n'a pas besoin d'employer le maillet. La petite
tumeur enlevée, on a soin de nettoyer le fond de la plaie
et d'extirper les fongosités qui y adhèrent encore, on pourrait, au besoin, employer le fer rouge ou la pâte de Can-
quoin. On enfonce une petite boulette de charpie au fond
de la plaie ; un linge cératé et une petite compresse main-
tenue à l'aide d'une bande, complètent l'appareil du pansement. La cicatrisation se fait très vite, et l'ongle repousse.

Quant au manuel opératoire, concernant les exostoses des
os plats, il variera suivant le siège de la tumeur et aussi
suivant les phénomènes que cette tumeur engendrera.

M. le professeur Richet a vu plusieurs cas d'exostoses
fronto-nasales dont les caustiques avaient provoqué l'élimination, et d'autres qu'une inflammation suppurative avait
détachées insensiblement.

Ce chirurgien a également observé chez un jeune homme
une exostose de la cloison, cette tumeur avait son point de
départ non pas dans le cartillage, mais dans l'os lui-même.
Avec des pinces de Lister, il réussit à fracturer cette exostose en plusieurs morceaux.

M. Bonnafont cite dans la *Gaz. des hôpitaux* de 1868
un cas de surdité complète de l'oreille gauche, dû à l'obs-
truction du conduit auditif externe par une exostose siégeant près la membrane du tympan, guérie par la trépana-
tion.

Voici le procédé opératoire qu'a employé M. le professeur Richet dans un cas d'exostose du sinus frontal droit.
Gaz. des Hôp. 1871) :

« Après avoir découvert la tumeur par sa partie saillante, lisse et mamelonnée, j'arrivai, dit M. Richet, sur la portion adhérente au frontal, qui en formait comme le pédicule. La saisissant alors avec de fortes pinces, je cherchai à l'ébranler, mais inutilement. Je parvins alors à introduire entre une portion de sa circonférence et l'apophyse orbitaire interne un long et fort levier en acier trempé, que j'avais fait confectionner dans cette prévision, et en faisant exécuter un mouvement de bascule il se produisit un craquement entendu par tous les assistants et l'*ostéome* devint mobile. Je pus alors le saisir, l'ébranler, et l'arracher avec un fort davier, et il fut facile de constater que sa surface d'implantation, rugueuse, irrégulière, et contrastant par son aspect avec le reste de la tumeur, offrait une étendue de trois centimètres carrés.

Du côté du frontal, les mêmes irrégularités osseuses pouvaient être constatées à l'œil et au toucher ; de plus, on voyait distinctement le sang sourdre en abondance à la surface de la brisure récente par un nombre considérable de petites artérioles béantes qu'une compression avec une bandelette de charpie suffit à oblitérer. »

Les exostoses du sinus frontal, ajoute M. Richet, ne sont donc pas toujours libres dans la cavité où elles prennent naissance, elles peuvent adhérer au squelette, et même, comme ici, se fusionner avec lui de la manière la plus intime.

Tous les malades chez lesquels on a pu achever l'opération ont guéri et même assez rapidement et presque sans accidents ; ce qui prouve que l'opération en elle-même n'est pas très grave.

Observation I

Exostose de croisssance du fémur (Observation recueillie dans le service de M. le professeur Richet à l'Hôtel-Dieu).

Le 15 mai est entré dans le service de M. le Professeur Richet à l'Hôtel-Dieu, salle Saint-Landry n° 24, le nommé Deberne, Eugène, âgé de 24 ans, originaire du Loiret. Ce jeune homme est venu réclamer les soins du chirurgien pour une tumeur qu'il portait à la partie inféro-interne du fémur. Le malade jouit d'une assez bonne santé. Il n'y a aucun antécédent héréditaire. Il nous a raconté que ses parents, qu'il a perdus il y a plusieurs années, n'avaient été porteurs d'aucune trace de scrofule et qu'ils n'avaient pas été atteints de la maladie pour laquelle il est entré à l'hôpital; quant à ses frères et sœurs qui vivent encore, ils ne sont atteints d'aucune infirmité. Il y a seize ans que ce malade s'est aperçu pour la première fois de la présence de sa tumeur. Il avait alors atteint sa huitième année. La tumeur s'est accrue insensiblement sans provoquer la moindre gêne, ni la moindre douleur. Cet accroissement a été surtout manifeste depuis un an. Aussi par suite de cette augmentation de volume de la tumeur et de la douleur causée par la compression que déterminait cette dernière sur les nerfs de la région affectée, le malade s'est-il décidé à entrer à l'hôpital pour se faire opérer.

Voici ce qu'on a constaté à son entrée à l'hôpital : à la partie interne et inférieure de la cuisse gauche, se trouve une tumeur unique ne communiquant pas avec le creux poplité. Les autres parties du corps sont restées indemnes. Cette tumeur est profonde, adhérente à l'os. Les tendons des muscles droits interne et troisième adducteur sont mobiles et n'adhèrent pas à la tumeur. En pressant sur la tumeur on éprouve une sensation de crépitation produite par une bourse séreuse développée sur le sommet de cette tumeur. Ce n'est point la première fois que M. le professeur Richet a observé ce phénomène.

Le même signe s'est manifesté chez une jeune fille atteinte également d'exostose. Dans les bourses séreuses accidentelles, les phénomes de crépitation se produisent toujours.

Les adhérences de la tumeur à l'os sont si manifestes qu'on croirait cette tumeur soudée au fémur dont elle occupe le bord externe du condyle interne ; elle se termine à trois centimètres au-dessus du tubercule du troisième adducteur. L'artère fémorale ne passe pas au-dessus de la tumeur; elle occupe la partie interne et postérieure du canal de Hunter. L'exostose n'est pas plus allongée dans un sens que dans l'autre ; elle ressemble à un œuf aplati sur ses deux faces, et offre une dureté remarquable. Pour s'assurer si cette tumeur est bien une exostose, M. le professeur Richet fait une ponction avec une aiguille en acier fixée à une pince. Ce chirurgien introduit l'aiguille dans la tumeur, et, après avoir traversé une couche catilagineuse, arrive à un noyau central osseux. On est donc bien en présence d'une exostose et le cartilage qui l'entoure vient confirmer le diagnostic. On n'a donc pas à faire de diagnostic différentiel. Ce n'est pas une exostose ostéo-cartilagineuse, ce n'est pas non plus un ostéosarcome, mais c'est une exostose de croissance au niveau du cartilage de conjugaison. Comme ces tumeurs sont souvent symétriques, M. Richet a examiné le fémur du côté opposé et n'a rien constaté. En présence d'une tumeur de ce genre, M. le professeur Richet s'est demandé s'il devait renvoyer son malade sans le débarrasser de sa tumeur ou si, au contraire, il devait procéder à l'ablation de l'exostose. Le savant chirurgien a opté pour l'opération, et y a été conduit par plusieurs raisons : la tumeur était très douloureuse, pouvait comprimer l'artère fémorale, pénétrer dans l'articulation du genou. On pouvait attaquer l'exostose sans atteindre l'artère fémorale puisque cette artère n'avait aucun rapport avec la tumeur. Enfin, le malade désirait ardemment être débarrassé de sa grosseur. L'opération a eu lieu le 24 mai.

Procédé opératoire. — Bande élastique.

Incision demi-courbe à convexité du côté du creux poplité ; découvrir le pédicule de la tumeur. Les exostoses n'ayant presque jamais d'adhérence bien intime avec le squelette, on arrive toujours à les

détacher en les tordant et on peut quelquefois les enlever en les frac-
turant.

Avec l'incision demi-circulaire, dit M. Richet, on a un écoulement
plus facile des liquides qu'avec une incision sur la partie médiane de
la tumeur entre les fibres musculaires qui font boutonnière.

Examen de la tumeur. — Quelques éminences pointues sur cette
exostose, c'était là sans doute la cause des douleurs et des frottements.
Periostе très vasculaire, tumeur fragile avec des vacuoles remplies de
matière lactescente. Le tissu de l'exostose communique largement avec
celui du femur.

Nulle part on n'a trouvé de cartilage sur les mamelons de l'exostose
qui est une exostose celluleuse.

Depuis que le malade est opéré, il va de mieux en mieux. La suppuration commence à se tarir, la température prise tous les jours,
varie entre 38 et 39°, l'état général est satisfaisant et il n'est pas
douteux que dans une quinzaine de jours le malade sorte complètement
guéri.

Nota. — Le même jour on voyait à la salle Notre-Dame une jeune
fille de 20 ans, qui depuis l'âge de 8 ans, avait vu grossir au niveau
de la clavicule une tumeur dure qui causait des fourmillements dans
les bras et les doigts. On était en présence d'une exostose de croissance
siégeant à la base des trois dernières apophyses transverses des vertèbres cervicales.

OBSERVATION II

Exostoses ostéogéniques, multiples, symétriques, décrite par Ribell sous
le nom d'Exostoses essentielles (Ribell. — Thèse de Paris — 1823).

Alexis D..., âgé de dix-huit ans, jardinier, taille ordinaire ; père,
mère, plusieurs frères, tous bien portants et sans aucune difformité,
est venu au monde bien conformé lui-même.

Pendant qu'il était en nourrice, quelques vertèbres et les os des
membres abdominaux ont commencé à devenir le siège d'exostoses. Il a

néanmoins toujours joui d'une bonne santé, et s'est livré dès son enfance aux travaux de jardinage.

On a très peu fait attention à l'ordre dans lequel se sont développées les énormes exostoses qu'il présente aujourd'hui ; la plupart existent dès son jeune âge, seulement elles ont paru à ses parents s'accroître dans les mêmes proportions que les autres parties du corps. Voici l'état de ce jeune homme quand il s'est présenté à l'Hôtel-Dieu en 1822 et qu'on a pu l'observer dans les salles de clinique de Dupuytren.

Tête. — Les os du crâne et de la face n'offrent pas la moindre altération : leur état de développement est très naturel.

Tronc. — Le rachis offre une difformité remarquable, qui consiste dans une augmentation de volume très sensible des apophyses épineuses et des lames des trois ou quatre dernières vertèbres dorsales, ainsi que des deux premières lombaires. Ces apophyses forment des nouûres de manière à représenter une sorte de chapelet.

Bassin. — Le seul os coxal gauche présente en arrière de son épine antérieure et supérieure une petite exostose très circonscrite, de la forme et de la grosseur d'une noisette.

Membres thoraciques. — La clavicule droite offre à son extrémité sternale une très petite exostose styloïde : l'humérus gauche paraît augmenté de volume à sa partie supérieure seulement, où il soulève et rend très résistant le deltoïde.

L'humérus droit offre au niveau du bord antérieur du creux de l'aisselle une tumeur osseuse du volume et de la forme d'un gros fruit de grenadier ; elle est très circonscrite ; en promenant ses doigts dessus on sent que sa surface est inégale ; elle a déjeté en arrière le muscle deltoïde sur le bord antérieur duquel elle a pris naissance.

Les couches ne présentent de remarquable que les tubérosités de l'humérus, qui sont plus saillantes que d'ordinaire.

Les deux radius sont sains, mais les deux cubitus offrent immédiatement en arrière et en dedans de leur apophyse styloïde une ou deux exostoses très circonscrites, du volume et de la forme de petites noisettes.

Les os des mains ne présentent aucune difformité.

Membres abdominaux. — Le quart inférieur du corps des fémurs, leur condyle, et la moitié supérieure du tibia, sont remarquables par d'énormes exostoses plus ou moins circonscrites et saillantes sous la peau ; on pourrait comparer leur forme à celle de certaines pommes de terre, inégales, noueuses, bosselées. L'extrémité supérieure de chaque péroné est volumineuse et déformée.

Leur portion inférieure et celle du tibia sont surtout remarquables par leur augmentation de volume. Ces os, en cet endroit, ne présentent pas d'exostose proprement dite ; leur tissu y est uniformément tuméfié de manière à rendre les jambes aussi grosses en bas qu'en haut.

Les os des pieds n'offrent aucune difformité.

OBSERVATION III

Exostose sous-unguéale du gros orteil (Dupuytren. *Leçons orales de clin. chir.*, tome III, 1833).

Louise Duvillard, âgée de 15 ans, d'une bonne constitution, non réglée, éprouva durant le mois de mai, une douleur vive dans le gros orteil. Cette douleur, augmentant beaucoup par la marche, la malade examina son doigt et aperçut une petite excroissance sous l'ongle. Elle entré à l'Hôtel-Dieu le 1er juillet 1822. Une petite tumeur du volume d'un gros pois, dure, résistante, causant des douleurs par la pression, existe sous l'ongle du gros orteil droit. Cet ongle est soulevé par elle et éloigné dans sa partie inférieure de la face supérieure de la troisième phalange.

Dupuytren reconnaît la nature osseuse de la tumeur, et se décide à l'enlever. La malade est baignée ; et après quelques jours de repos, on procède à l'opération le 6 juillet de la façon suivante :

La tumeur circonscrite à sa base, au moyen d'une incision pratiquée avec un fort bistouri droit, est enlevée en totalité, sans que l'ongle soit atteint en aucune manière. Il s'écoule peu de sang. Un plumasseau de charpie est introduit entre l'ongle et les chairs et un cataplasme émollient enveloppe le gros orteil. Le 10, la charpie est retirée ; la suppuration est bien établie; aucun accident n'est arrivé, chaque jour le pansement est renouvelé, et le seizième jour après l'opération, la malade peut marcher sans éprouver la moindre douleur. Le 1er août, l'ongle est toujours éloigné des parties molles, et n'a pas encore repris sa position normale. Cependant la cicatrisation de la petite plaie est parfaite, et n'offre ni saillie, ni dureté. La malade marche très bien, ne souffre plus et sort de l'hôpital le 4 août en état parfait de guérison.

OBSERVATION IV

(Dupuytren, *loc. cit.*).

Émery Louise, ouvrière en linge, 22 ans, d'une bonne constitution, bien réglée, issue de parents sains et assurant n'avoir jamais eu d'affection vénérienne, vint consulter Dupuytren le 28 décembre 1821.

Depuis environ deux ans, cette fille porte à l'extrémité de la dernière phalange du gros orteil et près de son bord externe, un tubercule osseux très dur, indolent à moins d'une forte pression ; sa base large a déjeté en dehors l'ongle, qu'elle a en même temps usé, corrodé.

Cette fille n'accuse aucune cause à son mal ; il a commencé, il y a plus de deux ans, par quelques douleurs au bout de l'orteil, douleurs qui n'augmentaient pas la nuit, mais qui étaient exaspérées par la marche et la pression. Cette tumeur est peu à peu arrivée au volume qu'elle a maintenant. D'après les conseils de Dupuytren, elle s'est décidée à en faire pratiquer l'extirpation.

OBSERVATION V

Dupuytren (*Loc. cit.*)

Loury, Catherine, 20 ans, couturière, portait depuis dix-huit mois à la partie externe et inférieure du gros orteil gauche, une tumeur dure, osseuse, du volume d'une petite noix, dont les progrès ont été fort lents; il n'y avait aucune cause connue. Cette tumeur paraissait raître au devant de la première phalange du gros orteil où elle soulevait un peu l'ongle ; elle était indolore, mais nuisait à la marche.

Le 8 janvier 1822, cette jeune fille se présenta à la consultation de Dupuytren. L'illustre chirurgien lui ayant proposé l'enlèvement de la tumeur, elle y consentit et on y procéda de la manière suivante :

La malade couchée sur un lit, et son pied fixé par un aide, Dupuytren cerna la tumeur par deux incisions semi-ovoïdes et l'enleva en grande partie du premier coup ; quelques portions furent ensuite extirpées. Un simple pansement suffit et la malade retourna chez elle.

OBSERVATION VI

(Dupuytren. *Loc. cit.*).

Une femme, âgée de 25 ans, était affectée depuis deux ans d'une tumeur située sous l'ongle du gros orteil. D'abord fort petite, cette tumeur grossit de plus en plus, souleva, déforma l'ongle et rendit la marche très pénible. Le 3 juin, Dupuytren procéda à l'extirpation de la tumeur à l'aide d'un bistouri ; il fit de chaque côté du gros orteil une incision semi-lunaire ; il mit ainsi à nu la tumeur située sous l'ongle et la coupa complètement. Elle offrait une dureté des plus remarquables.

OBSERVATION VII

Exostose sous-unguéale du gros orteil.
(Legoupil. *Revue médico-chir. de Malgaigne*, tome VIII, 1850).

Thiéfine (Catherine), 16 ans, blanchisseuse, se portant bien, mais non réglée, entre le 15 mars 1850, salle Sainte-Marie, à l'hôpital Necker, pour être traitée d'une petite tumeur qu'elle porte à l'extrémité unguéale en haut et en dehors du gros orteil droit.

Jamais elle n'avait souffert du pied droit, lorsqu'il y a un an environ, elle se trouva gênée par une chaussure trop courte pour ce même pied. Afin de s'accommoder de cette chaussure, elle fléchissait légèrement ses orteils et surtout le gros, de telle sorte que la marche se faisait sur l'extrémité et le côté externe de ce dernier. C'est au mois de juillet seulement qu'elle s'aperçut qu'elle portait une petite tumeur dont le relief était déjà appréciable.

Voici l'aspect du gros orteil au moment de l'entrée :

Ongle soulevé, déjeté en dedans, taillé obliquement à l'ongle externe ; tumeur à ce même angle, faisant un relief égal à la moitié d'une petite aveline. Elle est dure, bien limitée, sans collet appréciable au toucher, sans aucune mobilité, d'un aspect noirâtre, dû, sans nul doute, à la cautérisation ; car, si on arrache la pellicule superficielle, on voit que la tumeur est rosée.

L'amputation à lambeau inférieur est pratiquée le 20 mars, après l'éthérisation préalable. La cicatrisation est complète neuf jours après l'opération.

Observation VIII

Exostoses épiphysaires.
(Rognetta. *Cazette médicale*, 1835).

Le 20 mars 1830, un jeune homme, domestique, âgé de 26 ans, de bonne constitution, fut admis à l'hôpital de la Charité pour être débarrassé d'une tumeur du volume d'une orange, qu'il portait depuis six ans à la région deltoïdienne du côté droit. Cette tumeur présentait les caractères suivants : forme sphérique, peau saine et indolente au toucher ; mobilité transparente de la tumeur sous l'impulsion des doigts ; deltoïde presque paralysé par la distension qu'il éprouve ; difficulté de l'élévation volontaire du bras ; douleurs dans l'élévation forcée de ce membre. Le mal était survenu à la suite d'un coup reçu six années auparavant. M. Roux crut d'abord n'avoir affaire qu'à une loupe ou bien à une tumeur fibreuse des parties molles. Mais un examen plus réfléchi rectifia bientôt ce jugement, qui fut d'ailleurs confirmé le lendemain par celui de Boyer. M. Roux scia l'exostose à la base et l'enleva.

Cette exostose avait la forme d'une grosse tête de fœtus. Sa surface était mamelonnée et très lisse au toucher. Ayant été divisée en deux par un nouveau trait de scie, sa substance parut absolument identique à celle de la diaphyse d'un humérus, savoir : très compacte à la superficie et alvéolaire ou spongieuse dans le centre et vers la base. Il s'agissait d'une exostose épiphysaire, dont la base était déjà cimentée avec le parenchyme de l'os qui en avait supporté la présence.

Observation IX

Exostoses ostéogéniques, les unes symétriques, les autres non symétriques. (Morel-Lavallée. *Bulletin de la Société de chirurgie*, tome I, p. 175). (Observation présentée par M. Morel-Lavallée à la Société de Chirurgie, comme un exemple d'exostoses remarquables par leur multiplicité et leur symétrie. Il y a encore, a ajouté ce chirurgien, d'autres difformités du squelette dues peut-être à la même aberration dans le développement du système osseux, bien dignes de fixer l'attention).

L... (Antoine), emballeur, entre dans le service, à l'hôpital de la Charité, pour une contusion insignifiante du pied droit. — Aucun antécédent rachitique ou syphilitique héréditaire ou autre ; il n'a d'ailleurs jamais connu sa mère.

A l'âge de trois ans, il tomba d'un premier étage sur un banc de pierre et prétend s'être démis, dans cette chute, le bras gauche qui aurait été mal remis ; renseignement démenti, au moins dans sa dernière partie, par l'examen de l'épaule, dont les surfaces articulaires offrent leurs rapports naturels.

A douze ans, sans cause connue, sans condition défavorable d'habitation ou d'alimentation, il se manifesta sur divers points des saillies osseuses, dont le développement ne s'accompagna ni de rougeur, ni de douleur, ni d'aucun autre symptôme d'inflammation superficielle ou profonde.

Quatre exostoses allongées sont situées deux à deux, à chaque genou, sans une symétrie parfaite. Ces ostéophytes sont, de chaque côté, dirigées verticalement : la tibiale, qui prend naissance sur la tubérosité interne du tibia, de haut en bas ; la fémorale, dont le point de départ est le condyle interne du fémur, de bas en haut. Placées dans l'axe du membre et opposées base à base au niveau de l'articulation, elles se correspondent aussi exactement que si elles étaient entrées dans le plan régulier de l'organisation. Elles se confondent à leur point d'origine avec l'os dont elles ne se détachent jamais entières, figurant pour ainsi dire des traînées osseuses.

Dès qu'elles se dessinent, elles prennent à la jambe la forme cylindrique, à la cuisse la forme laminée ; celles du tibia s'allongent en bas et se prononcent à la face interne de ces os dans un parallélisme complet sur une hauteur de trois travers de doigt, en dépassant par sa pointe mousse de plus d'un doigt le niveau de la circonférence du membre. Celles du fémur se cachent en s'élevant dans les chairs qui le recouvrent.

Diverses exostoses, irrégulièrement disséminées, se rencontrent en outre sur beaucoup de points : une sur le péroné gauche à l'union environ du tiers inférieur avec les deux tiers supérieurs. Une dans la cavité de la courbure externe de la clavicule du même côté ; une autre, du volume d'une noix, sur une côte, au bas de la région mammaire droite. Les épines anormales s'effilent en pointe de deux ou trois centimètres de long.

L'épaule droite offre une déformation singulière : l'angle spinal de l'omoplate semble, au premier abord, comme renflé en massue aux dépens de la hauteur de l'os.

L'omoplate, dont l'angle inférieur est élevé de trois doigts au-dessus de son niveau normal, est reçu dans une dépression profonde de la paroi costale ; et l'extrémité correspondante de la clavicule se recourbant en haut, a suivi l'acromion dans son ascension. Cette courbure de la clavicule est sensiblement proportionnée à l'élévation de l'omoplate. Il semblerait qu'arrêté en bas par la dépression costale qui le loge, cet os, dans son accroissement, n'a pu se développer que par en haut, et a forcé l'extrémité de la clavicule à s'accommoder à ce déplacement.

L'extrémité sternale de la clavicule gauche est un peu courbée en avant.

La paroi costale du même côté est aussi déprimée en avant, au niveau et en dehors du sein, mais moins qu'en arrière.

Malgré des difformités considérables, les membres supérieurs, comme les inférieurs, conservent toute l'étendue et toute la force de leurs mouvements.

L'épine est à l'état normal, sauf une légère exagération de la courbure antérieure de la région dorsale.

La peau et les parties molles voisines glissent sur les exostoses sans donner lieu à aucun phénomène particulier, excepté à la cuisse où il se produit une sensation de froissement qui rappelle celle des kystes en bissac du poignet. Ce bruissement est dû, sans doute, au frottement de quelque cordon fibreux sur les exostoses laminées des condyles fémoraux.

Observation X

Exostose de l'apophyse transverse gauche de la septième vertèbre cervicale ; accidents causés par la compression des vaisseaux et des nerfs voisins ; exostose suivie de succès.

(Coote, *the Lancet*, avril 1861)

Charlotte D..., âgée de 26 ans, domestique, admise à l'hôpital Saint-Barthélemy, de Londres, service de M. Coote, le 22 mars 1861, portait depuis son enfance, une grosseur à la partie inférieure du cou, du côté gauche, mais elle n'y fit attention pour la première fois qu'à l'âge de 7 à 8 ans, époque où elle fut atteinte d'un mal de gorge.

Au moment de l'entrée de la malade à l'hôpital, cette grosseur a la forme d'une grosse noix, fait une saillie considérable en avant et présente des battements énergiques à la manière d'une tumeur anévrysmale. Ces battements viennent de l'artère sous-clavière qui passe au-devant et qui se trouve comprimée par la tumeur. Depuis peu il est survenu de la douleur dans les muscles du bras et au voisinage du coude, et la nuit aux extrémités des doigts. Les pulsations radiales sont absentes au poignet gauche, mais sont perçues au poignet droit. La santé générale est d'ailleurs excellente et le teint bon.

Tous les chefs de service de l'hôpital furent d'accord avec M. Coote sur la convenance de débarrasser la malade de sa tumeur. L'opération eut lieu le 30 mars, pendant qu'on avait soumis la patiente au chloroforme.

Il y avait une tumeur en apparence pulsative juste au-dessus de la clavicule gauche, et en même temps un certain degré de refroidissement et de dépérissement du membre supérieur correspondant; les muscles étaient flasques, la main et les doigts engourdis et livides, le pouls à peine perceptible au poignet; et quand la malade essayait de saisir quelque objet de cette main, elle le laissait presque inévitablement tomber. Derrière la pulsation, qui évidemment appartenait à l'artère sous-clavière, il y avait une exostose dont le pédicule passait profondément entre les muscles scalènes dans la direction des vertèbres cervicales. L'artère et la veine sous-clavière étaient au-devant de la tumeur, le plexus brachial au-dessus; au-dessous, le sommet du poumon, recouvert par la plèvre, s'élevait jusqu'à une proximité dangereuse; sur le scalène antérieur était le nerf phrénique; vers la ligne médiane se trouvaient les vaisseaux et nerfs importants se rendant à la tête, et en même temps les vaisseaux vertébraux et le canal thoracique.

Après avoir pratiqué les incisions convenables, dit Coote, je me fis ma voie vers la partie postérieure de la tumeur, juste en avant du muscle trapèze, et je repoussai de côté les nerfs qui étaient aplatis sur sa surface supérieure, je divisai alors le pédicule de la tumeur au point où il s'attachait à la vertèbre, et je crus pouvoir l'extraire. Mais je trouvai qu'elle était encore retenue, ayant d'autres adhérences osseuses, très probablement avec la première côte. En conséquence, j'attirai au dehors la partie la plus saillante, et enfin je détachai les prolongements encore adhérents à l'aide de pinces tranchantes. Il n'y a pas eu

d'hémorrhagie : mais l'opération a été difficile et extrêmement péril-
leuse, car toute déviation à droite ou à gauche aurait pu avoir des
conséquences désastreuses pour la malade.

A la suite de cette opération, le plus grand nombre des symptômes,
dont se plaignait la malade, ont disparu. La température du membre
s'est relevée avec rapidité, l'engourdissement des doigts a cessé gra-
duellement, on ne sent pas de pulsations dans les artères, soit radiale,
soit cubitale ; mais il en existe dans l'artère humérale.

Le 27 avril. — La plaie était presque cicatrisée, et il n'était pas
douteux que la malade ne pût incessamment sortir de l'hôpital dans
un état excellent sous tous les rapports.

OBSERVATION XI

(Ébert. *Clin. allem.*, 1862).

Un garçon de 10 ans, bien portant jusqu'alors, quoique un peu
pâle et débile, fut pris, après être tombé dans l'eau, en novembre 1858,
d'un violent rhumatisme articulaire et musculaire avec complications
gastriques. Bientôt après, les extrémités osseuses des membres et des
côtes présentèrent des gonflements que l'on regarda comme rachitiques.
On parvint à guérir le rhumatisme, et, après être sorti de la Charité
en mars 1860, l'enfant se porta bien jusqu'en novembre, alors reparurent des douleurs extrêmement vives, provoquées même par les mouvements passifs et par la pression ; il y avait en même temps de la
fièvre qui s'exacerbait le soir.

L'enfant fut rapporté à la Charité, et l'on constata, outre un gonflement mamelonné du sacrum, plus de vingt exostoses des os les plus
différents. L'usage de l'iodure de potassium amena une prompte amé-
lioration, de telle sorte que, vers la fin de décembre, le petit malade
semblait rétabli et pouvait de nouveau marcher. Au commencement de
janvier reparurent de vives douleurs au trochanter droit, avec fièvre ;
ces accidents cédèrent rapidement à des moyens locaux : antiphlogis-

tiques et dérivatifs, ainsi qu'à l'iodure de potassium, mais ils laissèrent une nouvelle exostose de la grosseur d'un haricot.

Bientôt après, les mêmes phénomènes parurent à une côte et se produisirent en divers points, à des intervalles de quinze jours ou un mois, de telle sorte que, dès le mois de mai 1861, on comptait déjà soixante-cinq exostoses. Pendant ce temps, se déclarèrent, dès avril, les signes d'une endo-péricardite et d'une pleurite ; le foie et la rate se tuméfièrent, il y eut ascite, anasarque et albuminurie, jusqu'à ce que la mort s'ensuive en juin 1861.

L'autopsie confirma les observations faites pendant la vie. Elle démontra en particulier que les tumeurs osseuses reconnues à la palpation étaient presque sans exception des exostoses spongieuses qui avaient acquis le développement le plus considérable sur les os longs et aux extrémités des côtes, puis au bassin et à l'omoplate ; la colonne vertébrale était presque entièrement libre, et la tête ne présentait d'autre altération visible que des périostoses poreuses, aplaties, peu étendues, au pourtour des pariétaux. Partout les exostoses occupaient le bord d'ossification des extrémités cartilagineuses, de manière à appartenir essentiellement à la partie la plus jeune de la diaphyse, elles commençaient sur les corps des vertèbres par de petits nodules arrondis, appliqués sur les os, comme des grains de millet ou des pois.

Dans les points où ils avaient atteint un degré plus avancé de développement, ils faisaient saillie sous forme de tubérosités plus épaisses, suivant ordinairement la direction des insertions musculaires et tendineuses, les unes polies, pointues et entourées d'une substance corticale compacte, les autres à surface rugueuse, poreuse et quelque peu aplatie. Au pourtour de l'omoplate, surtout du côté droit, se trouvaient un grand nombre de saillies, la plupart pédiculées, dirigées soit en dehors, soit le plus souvent en dedans. Les os du bassin présentaient les mêmes excroissances en nombre plus considérable encore, surtout vers l'intérieur, de telle sorte que chacun des os primitifs (os iliaque, pubis, ischion), en portait dans toute son étendue, y compris les synchendroses iléo-pubienne et ischio-pubienne. L'altération était le plus prononcée aux bras et aux jambes, dont les extrémités articulaires étaient transformées en masses nerveuses informes. Dans tous ces points, on pouvait distinguer deux espèces d'altérations : d'abord une hyperostose générale, avec épaississement et tuméfaction ; puis sur cette base hyperostotique et en partie dans son voisinage, de grandes et de petites excroissances, polies et rugueuses, uniques et conglomérées. Elles étaient en général dirigées aux extrémités supérieures, vers en bas, et aux inférieures, vers en haut ; il en était aussi çà et là qui faisaient aussi saillie à angle droit.

Observation XII

Exostose ostéogénique du fémur ; bourse séreuse accidentelle.
(Duguet. — *Bulletin de la Société anatomique*, 1863).

Lac... âgé de 23 ans, tonnelier, entre dans le service de M. Guérin, salle Saint-Louis, n° 39, pour une tumeur de la cuisse gauche.

Né dans les Deux-Sèvres, il habite Paris depuis peu de temps. Il raconte qu'il y a vingt et un mois environ, après avoir travaillé fortement, il sentit un peu de gêne dans la cuisse gauche et qu'en même temps celle-ci lui parut un peu plus grosse ; mais il n'éprouvait aucune douleur et, les jours suivants, bien que la cuisse restât dans le même état, il travaillait aussi bien et aussi longtemps que d'ordinaire sans être gêné dans ses mouvements. Depuis cette époque, le volume de la cuisse s'est accru sensiblement : lorsqu'il avait marché plus que d'ordinaire, il observait qu'elle devenait plus tendue et légèrement douloureuse. Ces jours derniers après un surcroît de travail, la tumeur est devenue plus apparente, ce qui le détermine à entrer à Saint-Louis le 1er août.

Lac.. n'accuse aucun antécédent intéressant, ni chez ses parents, ni chez lui dans son enfance, il paraît complétement vierge de syphilis.

Voici l'état de sa cuisse gauche.

Dans le décubitus dorsal, la partie interne de la cuisse semble plus saillante à gauche qu'à droite... Douleurs insignifiantes, marche peu gênée, liberté de tous les mouvements, seulement le pied gauche ne peut être levé dans la station debout, aussi haut que le pied droit.

Rien à noter quant à la constitution et à l'état général qui est excellent.

Le 2. — Ponction exploratrice qui fait reconnaître l'existence d'une bourse séreuse au-devant d'une tumeur osseuse non dénudée.

Vers la fin du mois d'août, le malade est pris, dans la salle, d'une fièvre thphoïde qui l'emporte au milieu de septembre.

Outre les lésions de la fièvre, que nous passons sous silence, on ne remarque rien ailleurs qu'à la cuisse gauche.

En disséquant par la partie postérieure on tombe dans une poche placée immédiatement sous le grand fessier qui lui sert de paroi postérieure ; cette poche, distendue par un liquide analogue à celui qu'on a extrait par le trois quart, est presque aussi volumineuse que les deux poings réunis d'un adulte ; elle ne présente aucune ouverture, elle est indépendante de la bourse de l'articulation coxo-fémorale, quoique séparée d'elle par une faible couche de tissu fibreux ; sa face interne est lisse sans être parfaitement régulière. Des pelotons graisseux, épars soulèvent çà et là sa membrane séreuse et lui donnent un aspect voisin de celui d'une vessie à cellules. Elle repose sur le fémur, enveloppant le petit trochanter qui s'avance dans son intérieur sous forme d'une tubérosité. Cette tubérosité a le volume du poing d'un enfant de sept à huit ans, elle est un peu déprimée vers sa partie moyenne en arrière, où elle présente une sorte de gouttière verticale, limitée de chaque côté par des saillies en chou-fleur. Elle est recouverte partout d'une membrane fibro-séreuse un peu plus épaisse sur les saillies irrégulières dont nous avons parlé, mais sans capsule de cartilage.

Une coupe pratiquée vers le milieu de la tumeur, et continuée sur le fémur, permet de constater : 1° un épaississement évident de la substance compacte du fémur à ce niveau avec le rétrécissement du canal médullaire ; 2° une sorte d'épanouissement du petit trochanter du fémur, épanouissement qui forme la tumeur dans laquelle on voit nettement et une lamelle périphérique peu épaisse de tissu compacte et un tissu spongieux aréolaire contenu à son intérieur.

Immédiatement au-dessous du petit trochanter, qui s'est ainsi déve-loppé en bas en arrière, on peut remarquer une saillie de tissu com-pacte du fémur, saillie qui vient s'appliquer sur le petit trochanter à sa racine, renforcer ainsi le pédicule de la tumeur ; mais une ligne sinueuse de tissu fibrineux permet de constater la séparation réelle des deux parties.

Observation XIII

Exostoses ostéogéniques symétriques (Thèse de Soulier, 1864).

Marchand (Louise) couturière, 15 ans, bonne santé habituelle, n'a pas souvenir d'avoir fait aucune maladie ; petite de taille (1 mètre 41 centim.), aucune trace de scrofule, n'a jamais eu ni ophthalmie, ni gourme, d'assez forte apparence. Père et mère bien portants, de petite taille, comme elle. Elle est réglée depuis un mois. Elle vient à la consultation de M. Marjolin depuis trois ans. Aujourd'hui, 3 juin, elle porte quatre exostoses : la première qui ait paru est celle de l'extrémité supérieure de l'humérus droit. Elle s'en serait aperçue il y a quatre ou cinq ans environ, mais elle pouvait exister depuis plus longtemps.

Voici la description de ces quatre exostoses : La première, la plus grosse et la plus ancienne, est située à la partie supérieure de la lèvre droite de la gouttière bicipitale de l'humérus droit ; elle se di-rige de haut en bas, a une forme ovoïde, à base volumineuse, mesure 4 centim. dans sa longueur ; sa direction descendante est parallèle à l'axe de l'os, et son sommet est séparé de l'os d'une distance de 2 cent. environ.

La deuxième, sur l'humérus gauche, est plus élevée que la précé-dente ; son volume est moins considérable.

La troisième est située au-dessous du tibia droit ; ses limites sont moins précises.

La quatrième est sur la face externe et un peu au-dessus de la malléole péronéale gauche.

Le 23 juin. — Une nouvelle exostose sur la tubérosité interne du tibia gauche. La santé générale continue d'être parfaite, et la menstruation d'être régulière.

Deux ou trois mois après, nous avons pu constater l'apparition de nouvelles exostoses. Nous en avons en effet compté douze à cette époque, dont huit parfaitement symétriques, pour chaque extrémité inférieure du fémur, chaque extrémité supérieure des deux os de la jambe et chaque extrémité supérieure de l'humérus.

En voici du reste la description : à l'extrémité inférieure du fémur gauche, sur la face interne et à 10 centimètres de l'interligne articulaire du genou, exostose peu développée, à peine saillante, quoique non douteuse, à droite, au même niveau, on sent comme deux exostoses stalactiformes, ascendantes, superposées dans le sens vertical, s'écartant à peine de l'os, se confondant par leur extrémité inférieure avec le condyle interne et se terminant en haut par une espèce d'apophyse, comme coracoïdienne, dont l'extrémité est distante de 10 centimètres de l'interligne articulaire ; comme l'exostose du fémur gauche, elle est placée à la face interne de l'os.

L'extrémité supérieure du tibia gauche présente une exostose très petite, sur le côté interne, presque immédiatement au-dessous de l'interligne articulaire.

A droite et en dedans, part aussi du condyle interne, une longue exostose pédiculée, dont le sommet descend à huit centimètres de l'interligne articulaire.

L'extrémité supérieure du péroné gauche offre, à trois centimètres de l'articulation péronéo-tibiale supérieure, une très petite exostose véritablement rudimentaire.

A droite, au même niveau et sur la face externe de l'os, comme à gauche, une exostose peu saillante, mais moins rudimentaire que la précédente.

Aucune exostose sur l'extrémité inférieure du tibia. La malléole péronéale, au contraire, présente, à gauche et à droite, une légère exostose régulière, occupant son bord antérieur, éloigné du sommet de la malléole, à gauche de trois centimètres à droite de quinze millimètres.

Les exostoses de l'extrémité supérieure de l'humérus sont telles que nous les avons déjà décrites.

Quant aux os de l'avant-bras, on ne trouve qu'une seule exostose qui n'est même plutôt qu'un gonflement épiphysaire, occupant l'extrémité inférieure du cubitus droit et remontant jusqu'à quatre centimètres au-dessus de l'extrémité libre de l'apophyse styloïde.

Observation XIV

Exostoses épiphysaires nombreuses et presque toutes symétriques (Marjollin. Gaz. des Hôpitaux 1865).

Le 20 juin 1865, entre à l'hôpital, un garçon de 6 ans, d'une assez bonne constitution, présentant un nombre considérable d'exostoses épiphysaires développées sur les membres inférieurs.

Les parents sont d'une bonne constitution, et, dans la famille, jamais on n'a rien observé d'analogue ; le frère du malade, qui est âgé de 8 ans et d'une santé plus robuste, ne présente rien de semblable.

En examinant avec soin l'enfant voici les points du squelette sur lesquels j'ai rencontré des épiphyses.

Sur le côté droit de la poitrine, au niveau de la 3e, 4e et 5e côte, on trouve assez près du cartilage une petite exostose pisiforme, un peu aiguë, non mobile ; rien de semblable n'existe du côté opposé.

Sur les deux humérus tout à fait à la partie supérieure, à la jonction du bord interne avec le bord antérieur, il existe une exostose non mobile ; on sent difficilement le pédicule. L'exostose du côté droit semble partir de la tête de l'humérus, elle a bien deux centimètres de longueur, elle soulève légèrement la peau de l'aisselle, du côté gauche, l'exostose est en arrière de l'insertion du muscle grand pectoral et descend un peu au dessous du rebord du tendon. Rien de plus à noter pour les membres supérieurs.

Au fémur gauche, à la partie inférieure, à la jonction du bord interne avec le bord antérieur, au niveau du cartilage épiphysaire, existe une exostose peu volumineuse; en dehors et tout à fait au même niveau, on sent poindre une nouvelle exostose. Rien de semblable à droite.

Au tibia gauche, un peu en dedans de l'épine du tibia tout à fait à la partie supérieure, existe une exostose bilobée non pédiculée, contournant la partie interne du tibia, de manière à former un anneau incomplet. Du côté opposé, on sent exactement au même niveau se développer une exostose ayant la même direction, seulement elle ne soulève pas encore les téguments.

A la partie inférieure et interne du tibia gauche, au-dessus et un peu en avant de la malléole, il y a une exostose qui se forme : du côté opposé, même vice d'accroissement de l'os. Aux deux péronés, mais surtout à gauche aux deux extrémités supérieure et inférieure, on sent très bien le commencement de nouvelles exostoses. Il y a un an que l'apparition de la première exostose, celle du genou gauche, fut signalée; les autres n'ont paru qu'il y a un mois environ, elles sont toutes indolores.

Observation XV.

(Broca. *Gaz. des hôpitaux.* 1866). Exostose ostéo-cartilagineuse de l'extrémité inférieure du péroné.

M. Broca présente au nom de M. Guérin et au sien une pièce anatomique à propos de laquelle il donne les renseignements suivants :

L'origine de la tumeur remonte à plus de quatorze années. Le sujet que nous avons opéré a plus de trente ans et il n'en avait pas encore seize lorsque la tumeur a été découverte. Elle siégeait sur l'extrémité inférieure du péroné, qui, on le sait, ne se soude pas avant l'âge de seize ans. Le malade qui a étudié la médecine, s'est observé avec soin. Longtemps la tumeur est restée localisée dans la région malléolaire externe. Son accroissement n'a été rapide que depuis deux

années ; c'est dans ces derniers temps seulement que la peau s'est ulcérée et que la tumeur s'est cariée au niveau des points ulcérés.

Le diagnostic exostose ne fut douteux pour personne ; mais nous
avions espéré que la tumeur recouvrait la partie antérieure de l'articulation et du tibia, sans les avoir envahis, et que la résection était
encore possible. Nous commençâmes l'opération dans cette prévision,
décidé cependant à amputer s'il le fallait. Le malade était prévenu, et
c'est en définitive à l'amputation qu'il a fallu recourir.

La tumeur a le volume du poing ; elle est inégale, mais pourtant
dure à la surface. La coupe verticale faite pendant l'opération permet
de s'assurer que l'articulation est saine, que le péroné et le tibia sont
restés indépendants, quoique englobés dans la même masse morbide.
Ce qui a décidé à amputer, c'est que le tibia lui-même était envahi.

La tumeur présente plusieurs cloisons cartilagineuses, et n'est
cependant pas un enchondrome. Le tissu cartilagineux est particu-
lièrement abondant à sa partie inférieure. C'est, en effet, vers
ce point de la tumeur que s'est prononcé surtout le développement
rapide des deux dernières années. On trouve dans cette partie
de la tumeur des noyaux ostéo-cartilagineux indépendants ; l'un
d'eux fait même saillie dans l'intérieur de l'articulation, sans y avoir
cependant pénétré. L'examen microscopique démontre que le tissu de
la tumeur présente dans ses parties osseuses et cartilagineuses la
structure du tissu osseux en voie d'évolution dans les extrémités
osseuses, tissu décrit par M. Broca sous les noms de tissu spongoïde et
chondroïde.

Observation XVI

(André. — *De l'exostose sous-unguéale du gros orteil.* Thèse de Pa
ris, 1868.

Mademoiselle Augustine D... âgée de 16 ans, fleuriste en couron-
nes est entrée à l'hôpital de la Pitié le 4 juin 1868, dans le service
de M. le professeur Richet. Elle est couchée au n° 4 de la salle Saint-
Jean.

D'une bonne constitution, elle ne porte aucune trace de scrofule ancienne. Ses petits frères en sont également indemnes.

Vers le mois de janvier sans qu'elle pût invoquer soit un coup violent, soit la pression d'une chaussure étroite, elle fut prise, dis-je, de douleurs aiguës à l'extrémité du gros orteil gauche. Ces douleurs gênaient considérablement sa marche.

Elle raconte que depuis plusieurs mois, elle sentait que son ongle se soulevait ; puis que son ongle s'était fendu dans le sens de sa longueur et qu'à travers la fente, elle avait vu pousser une petite grosseur, ayant d'abord la dimension d'une tête d'épingle. Cette tumeur avait augmenté rapidement de volume, s'était ulcérée ; l'ongle s'était considérablement déj.té en haut et sur le côté. De plus sa marche était de plus en plus gênée et elle avait été obligée de fendre sa chaussure à l'endroit correspondant à la tumeur.

État actuel. — Sur la face dorsale de la dernière phalange du gros orteil gauche, on voit une saillie rougeâtre, recouverte de bourgeons charnus et saignant avec facilité : çà et là se montrent quelques gouttelettes de pus ; cette tumeur a le volume d'une cerise, elle est globuleuse, largement pédiculée, elle est manifestement en continuité de substance avec le tissu de la phalangette. Elle est très dure et elle n'est rouge qu'à sa surface. A la réunion de ses deux tiers internes avec son tiers externe, elle est divisée en deux parties inégales par un sillon vertical et circulaire. La partie interne, la plus volumineuse, est fongueuse et saignante ; la partie externe, beaucoup plus petite, est aplatie latéralement et recouverte par un tissu corné ; elle n'est pas ulcérée.

La douleur à la pression est assez vive.

L'ongle est renversé en arrière et sur le côté et il forme un fer à cheval autour de la tumeur. Il est épaissi, durci, avec hypertrophie des papilles. Sa couleur est grisâtre. Pas de traces d'onyxis concomitante. L'ongle n'est pas non plus incarné.

M. Richet diagnostique une exostose sous-unguéale de la dernière phalange du gros orteil et il avertit la jeune malade qu'une opération sera nécessaire pour la débarrasser de son mal.

Le 13 juin 1868, la malade est amenée à l'amphithéâtre et subit l'opération. Il n'y a pas eu d'accidents consécutifs. La cicatrisation a marché régulièrement, et le 23 juin 1868 la malade a quitté l'hôpital parfaitement guérie.

A l'examen de la tumeur, on a constaté qu'elle se composait de trois couches : 1° Couche de bourgeons charnus qui recouvrent l'exostose ; 2° enveloppe cartilagineuse qui envoie dans la tumeur des prolongements ; 3° substance spongieuse qui s'interpose entre les prolongements cartilagineux qu'elle envahit peu à peu. Cette partie centrale se continue avec le tissu spongieux de la phalangette du gros orteil.

Au microscope, on reconnaît dans la substance centrale tous les caractères du tissu osseux (ostéoplastes, canalicules de Havers). La substance extérieure est constituée par de la substance cartilagineuse ; elle appartient à la classe des faux cartilages de Robin, et ressemble aux cartilages d'accroissement ou épiphysaires ; elle n'est pas revêtue de périchondre, on y trouve des cellules ou capsules du cartilage. Quelques-uns offrent dans leur intérieur des traces de sels calcaires, ce qui prouve qu'il y a un véritable envahissement de la substance cartilagineuse par le tissu osseux.

Observation XVII

(André. — *De l'exostose sous-unguéale du gros orteil.* Thèse de Paris. 1868).

Jean L..., 17 ans, menuisier, entré le 23 mai 1868 dans le service de M. Le Fort à l'hôpital Cochin, sort guéri le 3 juin suivant. Pas d'antécédents syphilitiques ou scrofuleux. Ce malade présente à l'extrémité antérieure du gros orteil gauche une petite tumeur du volume d'un gros noyau de cerise. Cette tumeur qui se fend sans ligne de séparation avec la partie latérale interne de la phalangette, soulève assez fortement de ce côté l'extrémité de l'ongle qui s'incarne pour le recouvrir, mais qui n'a subi aucune altération de structure.

Complètement libre à la surface cette tumeur s'implante profondément dans le tissu même de la phalange avec laquelle elle fait corps.

La peau qui la recouvre est rouge, exulcérée et donne lieu à un léger suintement. Sa consistance rappelle la dureté du tissu osseux. Il s'agit certainement d'une exostose sous-unguéale. Cette affection n'a pas pour le malade d'autre inconvénient que de gêner considérablement la marche. Elle a débuté, au dire du malade, il y a environ six mois. Il l'attribue à une chaussure trop étroite qu'il a portée pendant long-temps.

M. Le Fort coupe l'ongle dans une étendue assez considérable pour mettre à nu l'exostose, puis il en fait l'ablation d'un seul coup avec un fort scalpel. Pansements à l'eau froide. Guérison six jours après l'opération.

L'examen histologique a parfaitement démontré qu'il s'agissait d'une tumeur osseuse.

Observation XVIII

(Laburthe. *Des exostoses de développement*, thèse de Paris, 1871).

Mlle R.... âgée de 13 ans, brune, grande et très développée pour son âge, n'est pas encore réglée. Elle n'a jamais été malade. Ses parents jouissent également d'une bonne santé. Du reste pas le moindre antécédent de scrofule.

Il y a trois ans, la jeune R... fit, dans l'escalier de la maison qu'elle habite, une chute à laquelle elle n'attacha pas d'abord la moindre importance. Mais quelque temps après elle fut étonnée de découvrir, à la partie supérieure de sa jambe gauche, une petite tumeur. C'est à l'insu de Mlle R... que cette excroissance s'était formée, à l'endroit même où elle s'était légèrement contusionnée au moment de sa chute. Du reste, elle était complètement indolente.

Cependant, quelques mois après, la malade commença à ressentir une certaine gêne pour marcher et pour étendre la jambe. En même temps la tumeur devenait douloureuse à la pression et même au simple frottement, et le genou, ainsi que la jambe, présentaient, à des intervalles irréguliers, une tuméfaction plus ou moins considérable. Néanmoins, le volume de la tumeur restait le même, du moins en apparence.

Les choses en étaient là lorsque vers la fin du siège la situation de la jeune malade sembla s'aggraver sensiblement. Et la cause de cette aggravation aurait été, suivant elle, des stations interminables, que la plupart des femmes de Paris faisaient alors à la porte des boucheries et des boulangeries, avec une patience si pleine de patriotisme.

La tumeur augmenta donc de volume et devint plus douloureuse. Mlle R... ne pouvait plus s'appuyer sur sa jambe, qui était comme engourdie, dit-elle ; elle la traînait en marchant, et il lui était impossible de s'empêcher de boîter. Enfin, elle éprouvait une douleur qui partait de la hanche et s'étendait jusqu'à la partie moyenne du tibia, et qui la forçait quelquefois à garder le lit. Madame R..., se décida donc à consulter M. Lannelongue. On était alors dans les derniers jours de février.

M. Lannelongue constata, à l'extrémité supérieure du tibia et à sa partie interne, une tumeur globuleuse de la grosseur d'une pomme d'api. Cette tumeur éait située exactement à l'union de l'épiphyse et de la diaphyse, au niveau du point où la face antérieure de l'os se continue avec l'extrémité renflée de l'épiphyse. Mais elle était tout à fait indépendante des tendons des muscles de la patte d'oie. Elle offrait au toucher la consistance de l'os, et paraissait au premier abord, parfaitement égale dans tous les points de sa surface. Mais en l'examinant plus attentivement, on ne tardait pas à y sentir de légères inégalités. Les téguments glissaient à sa surface avec la plus grande facilité, et elle n'était recouverte que par la peau et le tissu cellulaire sous-cutané.

Elle était, d'ailleurs, en ce moment, complètement indolente à la pression ou autrement. Tout d'abord elle paraissait jouir d'une certaine mobilité ; mais, en ayant soin de faire fixer par deux aides, les os de la jambe et de la cuisse, on ne tardait pas à se convaincre qu'elle était, au contraire, parfaitement immobile. Il n'était pas aussi facile de savoir si elle était sessile ou pédiculée. Toutefois, après un examen attentif, M. Lannelongue put reconnaître la présence d'un pédicule.

Les symptômes que nous venons d'énumérer, joints à la marche de l'affection et aux commémoratifs, ne permettaient point d'hésiter à diagnostiquer une exostose de développement.

D'un autre côté, les souffrances de la malade, la gêne qu'elle ressentait de sa tumeur constituaient une indication suffisante à l'intervention du chirurgien. M. Lannelongue se décida donc à la pratiquer.

Elle eut lieu le 9 mars, au domicile de la malade. Après lui avoir donné le chloroforme, M. Lannelongue fit une incision cruciale à la surface des téguments. Les lambeaux ayant ensuite été disséqués, la tumeur fut mise à nu et énucléée des parties voisines avec la plus grande facilité. Quant au pédicule, M. Lannelongue le détacha au moyen d'un écraseur d'assez forte dimension.

Mais la tumeur enlevée, une particularité assez curieuse vint attirer l'attention de l'habile opérateur et des aides qui l'assistaient : il fut impossible de reconnaître, soit à la vue, soit au toucher le point par lequel le pédicule se trouvait implanté à l'épiphyse. M. Lannelongue explique ainsi ce fait. Toutes les parties osseuses de l'exostose ayant été enlevées, et le pédicule ayant été extirpé juste au point où il s'unissait au cartilage diaphyso-épiphysaire, ce cartilage se sera pour ainsi dire, rétracté entre l'épiphyse et la diaphyse aussitôt après l'excision, de sorte qu'il n'était plus possible de sentir ou d'apercevoir la plus légère inégalité.

L'opération terminée, la plaie fut pansée à plat et recouverte de cataplasmes pendant quelques jours. Plus tard le pansement fut continué avec du vin aromatique, et la malade dut, pendant tout ce temps, garder le repos le plus absolu. Tout alla, d'ailleurs, parfaitement bien. Melle R... put se lever au bout de cinq semaines, et quelques jours après, elle était complètement guérie.

La tumeur était bien une exostose de développement. Une bourse séreuse l'enveloppait de toutes parts, ce qui explique la grande mobilité des téguments.

Le pédicule, entièrement osseux, était entouré par une membrane fibreuse, semblable à un prolongement du périoste et le corps de la tumeur était recouvert d'une couche continue de cartilage hyalin, élas-

tique, épais de 1 à 2 millim., et en tout pareil à celui des articula-
tions. Ce cartilage s'arrêtait au niveau du pédicule, et trois ou quatre
ptites éminences mamelonnées se dessinaient à sa surface.

En pratiquant une coupe dans le sens du plus grand diamètre de
la tumeur, il fut aisé de constater que cette exostose était constituée
par un tissu osseux, d'apparence spongieuse ; les aréoles de ce tissu
étaient remplies de moelle rouge à la périphérie et jaune vers le centre de la tumeur.

La structure du cartilage était la même que celle des cartilages
articulaires, et c'est aux dépens de sa couche profonde, que se faisait
l'accroissement de la tumeur. Enfin, le cartilage ne se prolongeait
pas sur le pédicule de la tumeur.

OBSERVATION XIX

(Exostose de la face. Clinique chirurg. du professeur Richet. *Gaz. des
hôpit.* 1871).

Voici un cas d'exostose très volumineuse, éburnée, occupant la partie supérieure et interne de l'orbite, dont une suppuration, survenue
sans cause appréciable, a provoqué l'élimination spontanée, complète,
suivie de guérison. Ce fait est dû au docteur Hilton et a été publié en
1836 dans plusieurs journaux français et étrangers. En voici les traits
principaux :

Le nommé Thomas de M..., à l'âge de 13 ans, s'aperçut d'une
petite grosseur à côté du nez, à la partie supérieure de l'orbite gauche.
Il l'irrita avec les doigts, et bientôt elle prit un développement plus
considérable, d'où résulta à la longue une hideuse difformité. Insensiblement les os du nez ont été détruits ; la cloison nasale a été refou-
lée à droite ; le globe oculaire poussé en dehors est devenu le siège
de douleurs atroces, et, frappé d'abord d'amaurose, il a fini par se
perforer et se vider vers l'âge de 29 ans, ce qui soulagea beaucoup le
malade. Des névralgies insupportables avaient atteint les deux premières branches de la cinquième paire.

A l'âge de 30 ans, la tumeur a paru un peu mobile, une suppuration abondante s'établit vers l'âge de 34 ans, des portions d'os ont été rejetées par des ouvertures fistuleuses qui s'étaient établies et ensuite la masse entière de l'exostose fut expulsée spontanément par la brèche suppurante. Il en était résulté une énorme caverne, au fond de laquelle on voyait la lame criblée de l'ethuoïde.

La tumeur pesait près de quinze onces ; elle est d'une densité remarquable et mesure onze pouces anglais de circonférence. Sa surface est irrégulière. Sciée, elle offre la densité de l'ivoire et des lignes circulaires concentriques au nombre de cinquante s'élargissant à mesure qu'on s'éloigne de la base. La caverne se comble petit à petit, et dix-huit mois après l'expulsion, le malade était presque entièrement guéri.

Il n'est pas douteux, dit M. le professeur Richet, que la production osseuse ait eu pour point de départ soit le sinus frontal, soit les cellules ethnoïdales ou sphénoïdales, mais à coup sûr les fosses nasales.

Observation XX

(Clin. du professeur Richet. *Loc cit.*).

Voici l'histoire d'un malade que M. Maisonneuve a opéré en 1853.

Cinq mois avant seulement, ce jeune homme, âgé de 22 ans, avait ressenti les premiers symptômes de sa maladie. Lorsque le chirurgien l'examina pour la première fois, l'œil, chassé de l'orbite, était poussé vers la tempe par une tumeur dure, mamelonnée, située à la partie interne de l'orbite. Elle était le siège de douleurs très vives ; rien dans la narine correspondante. Une incision semi-circulaire met la tumeur à découvert et alors on constate qu'elle a une partie seulement de sa circonférence dans l'orbite, que l'autre est dans les fosses nasales, et qu'entre les deux portions il y a une sorte d'étranglement. Elle adhère si intimement au frontal que tous les ostéotomes sont vainement et successivement employés, pendant une heure et demie que dure l'opération, et que plusieurs se faussent et se cassent. Enfin, on parvient à faire sauter avec des ciseaux un mamelon éburné qui met à découvert la portion spongieuse adhérente par laquelle l'exostose tenait au frontal. On y insinue le ciseau, on mobilise la tumeur, et on l'enlève. Une cavité, tapissée par une membrane veloutée, semblait la contenir. Le malade guérit sans accident.

Observation XXI

Exostose naso-maxillaire à cause de la tendance à se porter vers la partie inférieure des fosses nasales, du côté du sinus maxillaire.
(Clin. du professeur Richet. *Loc. cit.*)

Le malade de Michon était âgé de 19 ans ; il faisait remonter le début de sa maladie à trois années, et ne paraissait d'ailleurs que fort peu souffrir. La maladie développée du côté droit de la face offrait quelques-uns des caractères des tumeurs du sinus maxillaire. Ainsi, l'œil était repoussé en haut, l'os de la pommette faisait saillie en dehors, le nez était fortement dévié à gauche, mais la voûte palatine était intacte, sans voussure aucune.

Par la narine apparaissait une tumeur dure, noire, rendant sur la sonde métallique un son sec, apportant la notion d'un corps analogue à un calcul ; enfin, le doigt introduit dans l'arrière gorge, rencontrait aussi une tumeur dure. Michon pratiqua la résection de la partie antérieure du sinus maxillaire, mit à découvert la tumeur, et ce ne fut qu'après une heure d'une lutte épuisante qu'on parvint à la rendre mobile, puis à l'extraire.

La tumeur entraîna avec elle la paroi supérieure de l'orbite et celle des fosses-nasales, avec lesquelles elle faisait corps, et l'œil reprit immédiatement possession de l'orbite. L'énorme cavité qui résultait de l'extirpation se combla rapidement, et deux mois après, lorsque le malade fut présenté à la Société de chirurgie, il pouvait être considéré comme guéri.

La tumeur enlevée pesait 120 gr. La coupe en est éburnée, offrant des séries de lignes concentriques très serrées, et sa couleur était d'un

blanc d'ivoire jaunâtre. Le microscope constata tous les éléments de
l'os.

Observavion XXII

(Clinique Chirurgicale du professeur Richet *Gazette des hôpitaux).*
Déviation avec exostose de la cloison nasale.

Jeune homme, âgé de 18 ans, porteur d'une tumeur existant dans
la narine gauche ; cette tumeur est rougeâtre, recouverte par la muqueuse des fosses nasales. Elle va jusqu'au cornet inférieur sur la
paroi externe des fosses nasales, qu'elle oblitère presque complètement, puisque, en faisant souffler le malade par les narines, il passe
à peine un peu d'air. Au moindre gonflement de la muqueuse, l'obs-
truction est complète.

Chez ce jeune homme, la pointe du nez est déviée à droite : quand
on cherche à la ramener du côté gauche, on ne peut lui imprimer ce
mouvement de latéralité, tandis que, si on la reporte à droite, on peut
facilement l'amener au contact de la joue droite.

Si l'on cherche dans la narine droite, on trouve qu'elle est dans
l'état normal, sauf qu'elle présente une dépression de la cloison, qui
est loin de correspondre à la tumeur du côté gauche. La tumeur de la
cloison est résistante, de façon qu'une aiguille peut bien y pénétrer, mais
n'y est pas fixée. Quelle est cette tumeur ? Cette tumeur est une exostose de la cloison avec déviation. C'est toujours la narine gauche et
jamais la droite qui est lésée ; ce développement anomal doit venir,
suivant M. le professeur Richet, de la façon dont on mouche les
enfants, en leur tournant toujours les narines du même côté.

M. Richet a déjà enlevé dix ou douze de ces tumeurs. Voici leur
anatomie pathologique.

Épaississement de la cloison de 7, 10, 12 millim. de hauteur : la
tumeur, de nature exostosique, oblitère la narine gauche, tandis que
du côté droit, on constate une dépression.

M. le professeur Richet, pour pratiquer l'opération, s'est servi d'un bistouri arrondi en forme de serpette et assez résistant pour couper le cartilage; on peut introduire cet instrument, soit du côté droit, soit du côté gauche; il faut l'enfoncer aussi profondément qu'il est possible, pour bien circonstrire l'exostose par une incision; ensuite, la saisissant avec des pinces, on peut terminer l'excision avec des ciseaux. Pour être certain de dépasser le niveau de l'hypertrophie de la cloison, il ne faut pas craindre d'aller jusqu'à deux ou trois centimètres en arrière.

Dans le cas d'hémorrhagie, on peut s'arrêter en faisant le tamponnement de la plaie avec de la charpie imbibée de perchlorure de fer.

Observation XXIII

Exostose sous-unguéale du gros orteil
(Gosselin, tome I, *Clin. chir.*)

Jeune fille de 20 ans, couturière, entrée pour une tumeur du volume d'une petite noisette, occupant le côté interne et la face supérieure du gros orteil, près de son extrémité antérieure. Remarquée pour la première fois il y a un an; alors beaucoup moins grosse et ne gênant point; depuis six mois elle a grossi et incommodé davantage. La malade se trouvait gênée dans ses chaussures; elle souffrait en marchant, boitait par moments, ne pouvait faire une longue course. Depuis quelques jours, la tumeur s'était excoriée, suppurait un peu et était devenue le point de départ d'un rougeur, d'une démangeaison et d'un gonflement de tout l'orteil. Arrondie, rougeâtre, cachée en partie par l'ongle refoulé en haut, en partie mise à découvert par la section de cet ongle que la malade fait le plus souvent, elle offrait un revêtement rougeâtre, très adhérent, qui n'est autre chose que le derme sous-unguéal, intimement confondu avec elle. Vers l'extrémité antérieure, ce derme est plus rouge et plus vasculaire que dans les autres points.

Il est en même temps épaissi et mollasse. Vers la partie supérieure ulcération superficielle, large de 5 millimètres, arrondie, à surface grisâtre, fournissant un suintement séro-sanguinolent. Cette ulcération

peut être consécutive à l'application d'un caustique ou résulter de la
pression de la chaussure dans la marche.

En cherchant à apprécier la consistance, dit M. le professeur Gosselin, nous avons reconnu qu'elle était mollasse dans les couches superficielles, dure et comme osseuse dans les couches profondes. Enfin,
saisissant la tumeur avec deux doigts de la main gauche, pendant
qu'avec l'autre main je fixais solidement l'orteil et le pied, j'ai reconnu
qu'il n'y avait pas de mobilité et que la production était intimement
confondue avec la phalangette.

M. Gosselin a enlevé l'ongle après anesthésie locale avec glace et sel
marin à parties égales ; puis il a cerné la tumeur par deux incisions
semi-elliptiques, et il l'a détachée avec un fort bistouri, en creusant un
peu la face supérieure et le bord antérieur de la phalangette, de manière
à enlever les couches superficielles de cette dernière jusqu'à 4 mill.
de profondeur. Un pansement simple a terminé la manœuvre. M. Gosselin s'est servi de la pointe du bistouri avec laquelle il a creusé
d'abord en dedans, puis en dehors, en tendant la tumeur avec une
pince à griffe.

Examen anatomique. — En allant des parties superficielles aux
profondes, on voit d'abord le derme sous-unguéal ; au-dessous de
lui, mais très intimement confondue avec lui, une trame blanche,
d'apparence fibreuse, qui a 3 millim. d'épaisseur, et qui à l'œil nu,
semble formée de tissu très dense, ayant l'apparence fibro-cartilagi-
neuse. Plus profondément, et confondue d'une façon intime avec la
couche précédente, on voit une petite masse osseuse de 4 à 5 millim.
d'épaisseur, masse qui se trouve constituée tout à la fois par la production anormale, et par la portion de phalangette dont elle provenait.
La tumeur était une exostose surmontée de tissu fibreux.

Observation XXIV

Exostose épiphysaire (Gosselin. *Loc. cit.*).

Jeune homme de 19 ans, avec tumeur à la partie inférieure et interne du genou droit. Cette tumeur a commencé à paraître vers l'âge de 16 ans ; elle a grossi peu à peu, sans douleur, du volume d'une pomme, arrondie, un peu mamelonnée à sa surface, très dure. La peau glisse et se plisse sur elle avec facilité. En la saisissant avec une main, pendant que la jambe est solidement fixée avec l'autre main, on reconnaît qu'elle est fortement adhérente à la tubérosité interne du tibia et confondue avec elle. M. Gosselin n'a pas cru devoir l'opérer.

OBSERVATION XXV

Exostoses ostéogéniques symétriques. Synovite d'une bourse séreuse accidentelle développée sur l'une de ces exostoses (Paul Reclus. *Progrès médical*, 1875).

Le 3 novembre est entré dans le service de M. Trélat, Vié, Charles, typographe. Il est âgé de quinze ans, petit, de chétive apparence. Il nous raconte que, vers trois ans, il fut atteint d'une maladie grave qui l'aurait retenu couché plus de un an et demi. Mais depuis cette époque, sa santé est assez bonne. Il a eu, cependant, trois abcès dont il porte les cicatrices ; le premier, vers six ans, près de la sixième ou de la septième côte gauche ; le deuxième vers neuf ans, dans le triangle de Scarpa, et le troisième vers onze ans, à la partie externe de l'extrémité inférieure de la cuisse droite. Ce dernier donna lieu à un long écoulement de pus il s'est plusieurs fois fermé et recouvert, et la cicatrice qu'il a laissée est déprimée, et adhérente à l'os.

Presque tous les os longs présentent, mais au niveau de leurs épiphyses seulement, des exostoses symétriques et d'une ressemblance telle, comme forme et comme siège, que celles d'un côté reproduisent celles de l'autre à peu près exactement.

Elles sont assez saillantes pour déterminer une véritable déformation remarquable surtout aux membres inférieurs. Le tibia et le péroné sont atteints et ceci des deux côtés et à leurs deux extrémités. Les malléoles externes sont volumineuses, irrégulières, et mamelonnées. Les internes se correspondent, au contraire par une surface plane et offrent comme un plateau élargi qui soulève les téguments. Malgré cette forme aplatie de l'extrémité malléolaire du tibia, le diamètre transversal de l'extrémité inférieure de la jambe est notablement agrandi.

Il en est de même à l'extrémité supérieure : exostoses de la tête des deux péronés ; exostoses de deux condyles internes du tibia.

Ces dernières pointent sous la peau ; d'abord perpendiculaires à la surface de l'os, elles lui deviennent parallèles et se recourbent comme un crochet, comme une apophyse coracoïde dont le bec se dirige en bas. La saillie des quatre exostoses internes du tibia est telle que lorsque l'enfant rapproche les jambes, les tumeurs se mettant en contact par leur sommet, circonscrivent un espace presque rectangulaire.

Rien à l'extrémité supérieure du fémur. L'inférieure présente, sur les deux condyles internes, une exostose en crochet, de même forme que celle du tibia, mais plus volumineuse et plus saillante encore ; la pointe en est dirigée en haut.

Sur le condyle externe, nouvelle exostose, mais seulement à la cuisse droite ; à la gauche on constate, au contraire, une dépression profonde qui correspond à la cicatrice d'un abcès signalé dans les antécédents. Quoi qu'il en soit, pour l'ensemble du membre abdominal nous trouvons un total de onze exostoses.

Le membre thoracique en possède un nombre plus considérable encore, mais elles sont moins volumineuses. A la main les doigts sont déviés par les saillies qu'elles forment sur les phalangettes et les phalanges. L'extrémité carpienne du radius et du cubitus, aussi bien à droite qu'à gauche, offre des stalactites ou des aiguilles osseuses développées à la partie interne et postérieure des deux os. On les sent lorsqu'on déprime les tissus en avant et surtout en arrière.

Les extrémités qui concourent à l'articulation du coude sont indemnes. Mais, vers la tête de l'humérus droit, sur le bord interne du deltoïde, il existe une exostose volumineuse, en tous points semblable à celles du fémur et du tibia ; le bec est dirigé en bas. Sur le bras gauche, à la région correspondante, se trouve une petite saillie peu appréciable.

Enfin et pour terminer, exostose à l'extrémité sternale de la clavi-

cule, entre les deux chefs du sterno-cléido-mastoïdien. Sur l'autre
clavicule, une épine osseuse à peine saillante lui est symétrique.

C'est de l'âge de deux ans, nous dit la mère du malade, que date
l'apparition de ces tumeurs. Elles se sont développées lentement, pro-
gressivement et sans cause appréciable. Pas d'antécédents de famille,
pas de coups, pas de violences extérieures ; à peine l'enfant signale-
t-il une chute sur la face dorsale de la main pour expliquer la formation des exostoses phalangiennes. Du reste, elles sont complètement
indolores et ce n'est point pour elles que ce malade entre à l'hôpital.

Il porte sur la partie inférieure et externe de la cuisse gauche une
tumeur apparue depuis huit jours environ ; elle s'est développée sans
rougeur et sans chaleur ; elle est allongée, fluctuante, et l'on sent, à la
palpation, lorsqu'on refoule le liquide, une sorte de crépitation ou de
frottement profond. L'apparence chétive du malade, ses antécédents,
la présence des cicatrices laissées par les anciennes collections puru-
lentes, faisaient penser à un abcès froid. Une ponction exploratrice est
pratiquée, mais il n'y eut pas issue de liquide.

C'est alors que M. Trélat constata, en déprimant la tumeur, une
exostose sous-jacente. L'existence de cette exostose, le mode de développement de la tumeur, sa fluctuation et la crépitation que l'on
sent, modifient son opinion première et il diagnostique une synovite
d'une bourse séreuse accidentelle, développée sur une exostose. La
marche de la maladie a confirmé ce diagnostic ; après un repos de
quelques jours et une compression légère, l'hygroma a disparu.

Observation XXVI

(Revillout, *Gazette des hôpitaux*) (1879).

Un jeune homme, né de parents très robustes et s'étant toujours
très bien porté, a été soumis à notre observation. Il s'est d'abord
aperçu, nous a-t-il dit, d'une grosseur sur la septième côte, grosseur
tout à fait indolente, siégeant à peu près sur le point d'union de l'os
avec le cartilage.

Il avait alors environ seize ans. Il approche maintenant de sa vingt-cinquième année. Sur la sixième et sur la huitième côte se développèrent au même niveau des tumeurs semblables, mais moins saillantes. Celle de la septième côte, par sa forme, aurait donné l'idée d'une ancienne fracture consolidée à angle obtus.

Vers l'âge de vingt ans, une exostose qui fait une saillie de deux centimètres, avait paru au côté externe du fémur gauche, vers la ligne d'union de la diaphyse avec l'épiphyse, puis d'autres sur les deux tibias, vers leur face externe, et sur les péronés non loin de la tête de l'os. Du côté gauche, ces exostoses se multiplièrent principalement vers le côté externe de la jambe sur le péroné et sur le tibia, et ce dernier os hypertrophié d'une manière diffuse par le développement de ces petites tumeurs qui en sont venues à se confondre, s'est incurvé sur sa face interne.

Jusqu'à l'arrivée à Paris de ce jeune homme, il n'avait jamais éprouvé de gêne dans la marche, de douleurs, soit osseuses, soit musculaires.

Seulement, depuis trois ans déjà il se plaignait de se sentir les pieds froids ; cette sensation ne le quittait pas même alors que sous l'influence du mouvement il était en pleine transpiration. En sueur ou non, ses pieds ne se réchauffaient jamais, à ce qu'il lui semblait.

Une fois arrivé à Paris, faisant un jour une promenade qui n'était rien à côté de celles auxquelles il était accoutumé, il ressentit subitement dans le mollet gauche une douleur si vive que ce fut à peine s'il put arriver où il allait. Cette douleur se reproduisit les jours suivants toutes les fois que le malade voulait faire quelques pas. Elle se calmait par le repos et devenait alors très supportable.

D'autres douleurs plus permanentes, mais moins aiguës se faisaient sentir sur l'extrémité inférieure du tibia gauche, puis du péroné du même côté, puis des mêmes os du côté droit. Chaque fois elles précédaient de quelques jours l'apparition de nouvelles exostoses au point où elles se faisaient sentir.

Dans cette nouvelle phase de la maladie, c'est une règle : partout où s'est montrée une exostose, à l'extrémité supérieure de l'humérus

droit, vers l'extrémité inférieure de l'un et l'autre radius, sur les os
du carpe, sur la deuxième côté du côté droit en dessous de l'articulation scapulo-claviculaire, sur la corne droite de l'os hyoïde, on a
pu prévoir le gonflement osseux qui allait se produire à cause de la
douleur parfois très vive qu'accusait le malade.

Depuis quelques mois, la douleur du mollet gauche s'est un peu
calmée, mais en s'étendant à la cuisse et même plus haut, jusque
vers le bas de la région dorsale de la moelle épinière.

Actuellement cette douleur, qui a revêtu tout à fait une forme né-
vralgique, a pour principaux foyers : en arrière, la fesse, au niveau
du point d'émergence du nerf sciatique, et en avant, le point d'émergence du nerf crural. Quand on touche ce dernier point, il semble au
malade qu'une sorte d'ondulation pénible partant de là remonte vers
le dos jusqu'au niveau des fausses côtes. Loin d'être exaspérée par la
marche, comme celle du mollet, cette douleur actuelle de la cuisse en
devient moins vive, mais certaines fausses positions la font reparaître.
Quand elle s'apaise, le malade ressent des ondulations, des frémisse-
ments semblables à ceux qu'on peut provoquer par une pression en
dessous de l'articulation.

L'appétit est toujours excellent, les digestions se font bien, la santé
généaale reste parfaite.

Il n'y a plus que les douleurs, douleurs de trois sortes, les unes périostales ou osseuses, alors que vont paraître de nouvelles exostoses ;
d'autres musculaires, celles du mollet qui tenaient peut-être à la présence de quelques exostoses profondes irritant les muscles par leur contact, alors qu'ils entraient en action ; d'autres nerveuses, qui doivent
tenir elles-mêmes à une irritation causée par des exostoses développées sur le trajet du nerf crural et sur le trajet du nerf sciatique. Cette
hypothèse est d'autant plus probable qu'on sent à la région du cou,
sur les côtes, des saillies osseuses qui doivent être des exostoses verté-
brales.

CONCLUSIONS.

1° On désigne sous le nom d'exostose une production anormale et circonscrite du tissu osseux à la surface ou à l'intérieur d'un os.

2° Les exostoses de croissance apparaissent au moment du développement des os et suivent une marche parallèle au développement de ceux-ci. Elles peuvent se montrer sur les os longs, sur les os courts et sur les os plats.

3° Elles ont un siège d'élection qui se trouve à l'union de l'épiphyse et de la diaphyse, sur les os longs, et elles s'y développent aux dépens du cartilage. Le périoste, s'il joue un rôle, ne concourrait à leur production que d'une façon secondaire.

4° Les exostoses de quelques os courts, tels que les phalanges, paraissent avoir un développement analogue et se montrer à l'union du point d'ossification supérieur avec celui du corps de la phalange.

5° Sur les os plats, c'est le périoste qui évidemment joue le rôle principal ou exclusif.

6° Les exostoses, même peu volumineuses, peuvent déterminer des symptômes de compression assez alarmants lorsqu'elles avoisinent quelque organe important ; dans ce cas, l'intervention chirurgicale est des plus légitimes.

Dans certains cas, on les a vues atteindre des dimensions notables sans apporter de gêne dans les fonctions du membre.

7° Leur diagnostic est généralement facile.

8° Le pronostic est le plus souvent favorable.

9° Lorqu'elles compriment quelque organe important, elles doivent être enlevées. Cette opération ne présente généralement pas toute la gravité qu'on pourrait croire.

10° Le traitement variera un peu selon les différents cas, mais consistera surtout, après avoir mis la tumeur à nu, dans l'emploi de la gouge, du levier, du maillet, de la scie.

11° Enfin, dans certains cas, on a pu faire disparaître les symptômes douloureux par une opération relativement bénigne, la ténotomie, par exemple, comme l'a pratiquée M. Le Dentu.

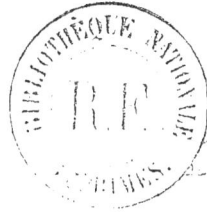

INDEX BIBLIOGRAPHIQUE

Boerhaave. — Prœlect. ad. inst. médicin., 711.

J. L. Petit. — Maladies des os, 1735, 3ᵉ édition, T. II, p. 353.

Laurent Heister. — Dissert. de osseis tumoribus, Helmstadt. 1740.

Duverney. — Traité des maladies des os, 1754, T. II, p. 466.

Juncker. — Dissert. de exostibus, Halæ, 1756.

Houslet. — Sur les exostoses des os cylindriques (Mém. de l'Ac. de chir.).

Van-Heekeren. — De osteogenesi præternaturali. Luyd Batav, 1797.

Richerand.—Leçons du citoyen Boyer sur les mal. des os, 1803 T. I, p. 354.

Léveillé. — Nouv. dict. chir. 1812, T. II, p. 636-639.

Boyer. — Traité des malad. chir. 1814, T. III, p. 541.

Delpech. — Précis des malad. réputées. chir. 1816, T. III, p. 572.

Méry. — Mém. de l'Acad. des sciences, 1820.

Ribell. — Diss. sur les exostoses. Thèse de Paris, 1823.

Dupuytren. — Exostose de la face sup. In leçons orales de clin. chir., 1833, t. III, p. 412.

Lobstein. — Anat. path., 1833, t. II, ch. II et III.

J. Cloquet et **Bérard.** — Dict. en 30 vol. (Exostose), 1835, 2ᵉ édit., t. XII, p. 470.

Rognetta. — Gaz. méd., 1835, p. 263.

Albert de Bonn. — Expérience trad. Pigné, 1839, t. V, p. 257.

Lisfranc. — Quelques considérations sur l'exostose non vénér. In clin. chir. 1841, t. I, p. 666.

Ducrest.—Recherche sur une production osseuse chez les femmes mortes en couches. In Mém. de la Soc. méd. d'obstétrique, 1844, t. II, p. 381.

A. Moreau. — Bull. de la Société anat. 1845.

Lebert. — Tumeurs osseuses in Phys. path. 1845. T. II, p. 225.

Roux. — Mém. sur les exostoses et les opér. in Revue méd. chir. 1847, p. 79.

Nélaton. — Path. chir. 1847-49. T. II, p. 1.

Astley Cooper. — Mém. sur les exostoses.

Stanley. — On diseases of the bones, 1849, p. 151.

Legoupil. — Exostoses sous-unguéale, thèse de Paris, 1850.

Paget. — Lect. op. surg. path. 1853. T. II. p. 229.

Gerdy. — Mal des organes du mouv. 1855, p. 263.

Vidal (de Cassis). — Traité de path. externe, 1855. 4ª édit. T. II, p. 331.

W. Costello. — The cyclop. of. pract., surg. 1856. Vol. IV. p. 482.

Weber. — Enchondrome 1856.

Huguier. — Gaz. des hôp. 1857.

Debra. — Gaz. hebdom., 1860.

Vallin-y-Albuerne. — Exost. sous-unguéale. Thèse de Paris 1860.

Coote. — Union médicale, 1861.

Soulier. — Du parallélisme parfait entre le développement du squelette et celui de certaines exostoses, thèse 1864.

Broca. — Gaz. des hôpitaux, 1865.

Dolbeau. — (in leçons clim. chir.) Paris 1867, p. 402.

G. André. — De l'exostose sous-unguéale, 1868, thèse de Paris.

Dechambre. — Dictionnaire de médecine.

Jaccoud.   id.

T. Holmes. — Exostoses, in A. system. of surgery, 2ᵉ édit. vol. III, p. 320, London, 1870.

Laburthe. — Des exostoses de développ., thèse de Paris 1871.

Cruveilher. — Anat. pathologique. Tome III.

Richet. — Clinique chir. Gaz. des hôp. 1871.

Gosselin. — Maladies chir., T. I, VIIᵉ et VIIIᵉ leçon.

Follin. — Path. chir., Tome II.

Cornil et Ranvier. — Traité d'histologie.

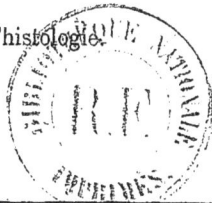

Imprimerie A. DERENNE, Mayenne. — Paris, boulevard Saint-Michel, 52.